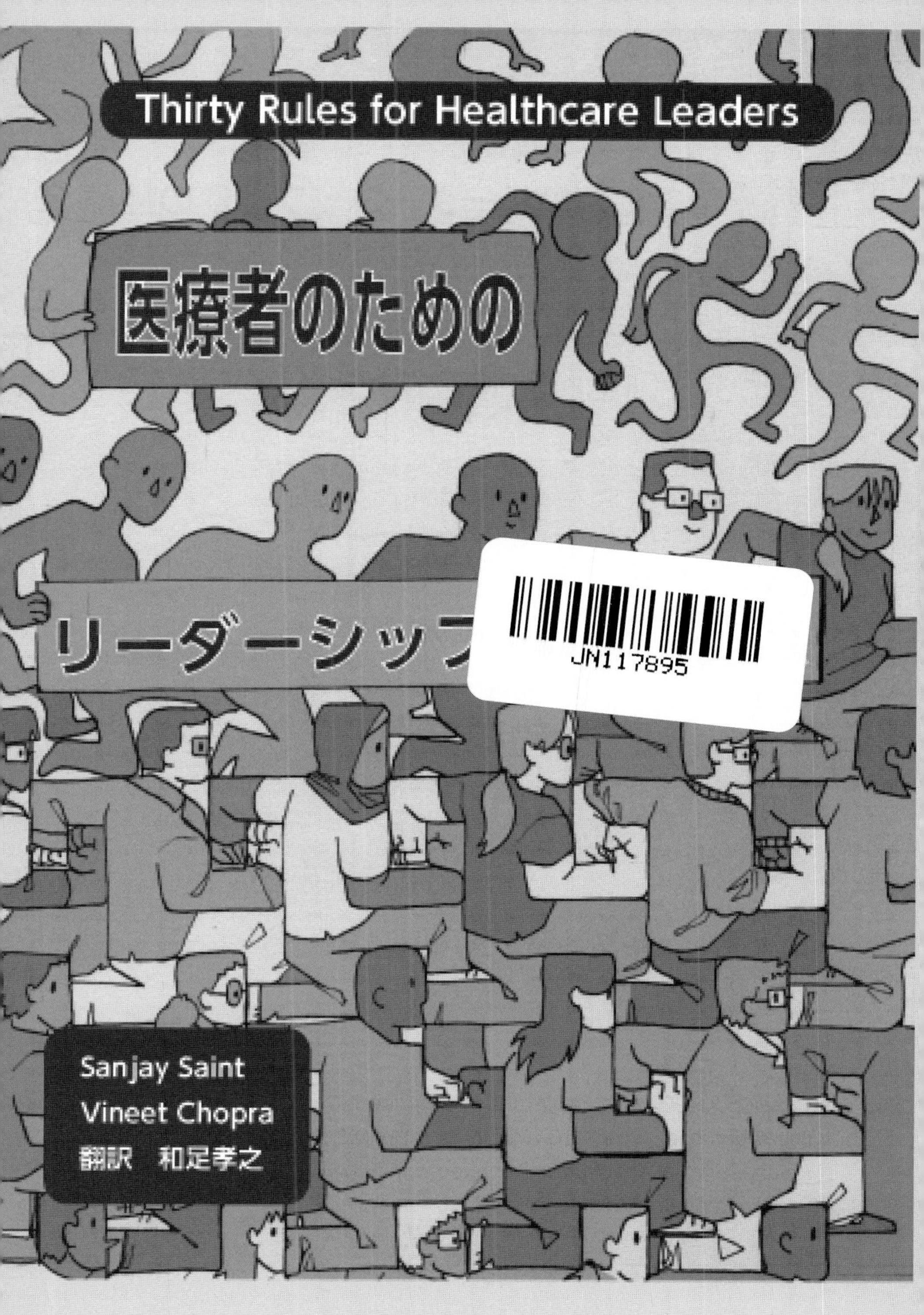
Thirty Rules for Healthcare Leaders
医療者のための
リーダーシッ
JN117895
Sanjay Saint
Vineet Chopra
翻訳　和足孝之

Thirty Rules for Healthcare Leaders
医療者のためのリーダーシップ 30 の極意

Sanjay Saint, MD, MPH
Vineet Chopra, MD, MSc.

Japanese translation rights arranged with
The University of Michigan Press
through Japan UNI Agency, Inc., Tokyo

献辞

To my wife, Veronica Saint,
the most inspiring leader Iknow
私の妻，Veronica Saint へこれを献げます．私が知る中で君は最も優れたリーダーだよ．

—Sanjay Saint—

To my parents, Inder and Nanita,
who taught me to lead from the heart
私にリーダーとしての心構えを教えてくれた両親，Inder と Nanita にこの本を献げます．

—Vineet Chopra—

目次

30の極意 RULES

著者の紹介

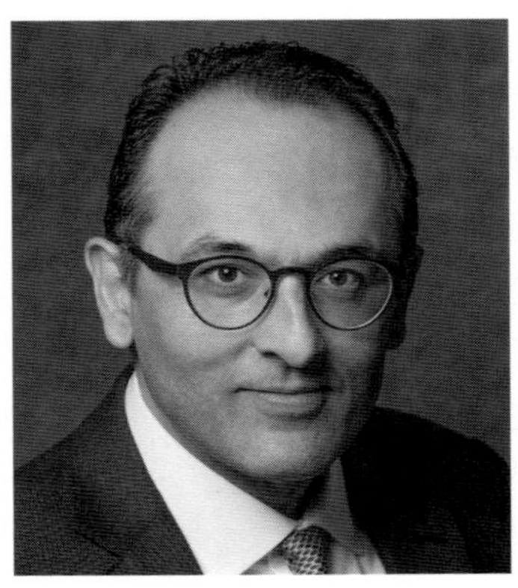

サンジェイ・セイント (Sanjay Saint)

ミシガン大学医学部内科教授, VA Ann Arbor Healthcare System 主任部長. 患者安全, リーダーシップ, 医療における意思決定に関する研究を多数行っている. 主要な医学雑誌で 350 以上の査読付き論文を執筆しており, そのうち 100 本近くは New England Journal of Medicine や JAMA に掲載されている. また, ウォール・ストリートジャーナルやハーバードビジネスレビューといった有名なビジネス専門誌でも論文を発表し, 多数のベストセラーも出版している. 2016 年に全米 VA Physician of the Year(Mark Wolcott 賞) を, 2018 年全ミシガン大学関連病院に置いて最優秀メンターシップ賞を受賞している. また, 日本を含む世界中で招待講演を行っている.

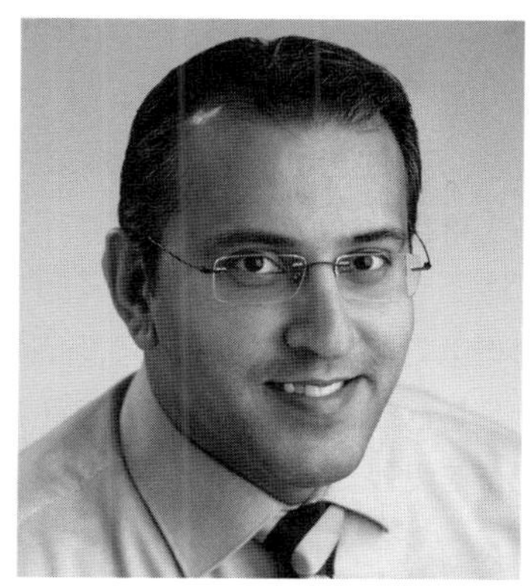

ヴィニート・チョプラ (Vineet Chopra)

コロラド大学医学部教授 (Chairman of the Department of Medicine). 入院と合併症の予防を通じて入院患者の医療の質と安全を向上させることを研究テーマとしている. 全米での優秀な臨床教育者に送られるKaiser Permanente Award for Clinical Teaching や Society of Hospital Medicine で最優秀研究賞を代表とする数多くの教育賞や研究賞を受賞している. メンターシップに関する論文をハーバードビジネスレビューに, またJAMA, BMJ などの主要医学雑誌を含む 250 以上の論文を発表している.

序文
Forword

米国ではこの 10 年間で，医師を対象としたマネジメントやリーダーシップのトレーニングへの関心が顕著に高まってきています．その理由は明白です．そう，私たちには，医療現場の中でうまくいっていない問題を的確に見つけて，そして的確に改善できる人材こそが必要だからです．

新しい時代を切り拓く医師や組織を変革していくリーダーに求められる能力の中には，高い臨床能力だけでなく，複雑化する組織の中で効果的に運営と教育する能力も含まれます．しかしどうでしょうか？正式にマネジメントやリーダーシップのトレーニングを受けている医師や医療者はほとんどいないでしょう．

その結果，MD-MBA プログラムが開設されたり，その穴を埋めようと奮闘する米国の医学部や研修プログラム数は増え続けています．しかし，実際には，リーダーシップとマネジメントスキルの重要性を強調するだけの今の医学教育を大規模に再編成しない限り，そのような机上のトレーニングは，本当の臨床現場での需要や，実際に役に立つ必要な内容とかけ離れたものになってしまっていることが残念です．また患者のために日夜奮闘する現役の医師には，現場でリーダーシップを発揮するために必要なスキルや考え方を身につける機会がほとんどないのが現状です．

だから，Sanjay Saint 先生と Vineet Chopra 先生が執筆されたこの書籍こそ打開策となるでしょう．

本書は，米国の医療現場の第一線でリーダーとして活躍してきた豊富な経験から得た，実践的なリーダシップとマネージメントの考え方と，経験に基づく教訓が満載です．これから新しいプロジェクトやプログラムを運営し，共通のビジョンに向かって周囲のスタッフを導かなければならない医師にとって，最適なマネジメントとリーダーシップの教訓を紹介しています．これらは，知識に偏って現場をわかっていない人や，自称専門家などから受ける教訓ではなく，医療者として真のリーダー，つまり米国の医療を改善し続けてきた誰もが納得する経験を持つ情熱的な指導者から直接学ぶことができる教訓です．著者らのメッセージは，とても現場に沿っており実践的であることがわかります．彼らは，医療の現場での変化や改善活動がいかに大変かをよく理解しているので，よくある表面的な分析法や解析策を誇張する方法論にとどまっていません．これはリーダーシップをタイトルにつける多くの本でありがちな理想論のイメージを見事に払拭し，読者に医療の現場の「ありのまま」を伝えています．このように，本書は医療者に本質的な学びと行動指針を与えてくれるような，これまでになかった教科書です．おそらくこれらの教訓は，読者にとってすぐに納得できるものもあるでしょう．これはわれわれ医療者が直面する普遍的な問題と状況に基づいた内容だからです．一方で，キャリアの段階によっては，後になって必要になる内容もあるかもしれません．キャリアを重ねれば分かると思いますが，組織や業界を良い方向へ変えていこうと奮闘する読者の皆さんであれば，これらの教訓があとで役に立たなくなってしまうことは一つもないでしょう．

私はキャリアの初期には，自分を頑張れと励ましてくれるメンター*を探していました．しかし，キャリアを重ねるにつれメンターに求めるものが変わってきました．世の中の仕組みや問題について隠すことなく誠実に語り，自分や周囲に変化をもたらすために必要な批判的フィードバックや高度なスキルを与えてくれる人こそ好むようになりました．本書は，医療界に必要なメンターとメンティーとの対話を促進させるリーダーシップのバイブルとなるでしょう．

私たちはなぜ現場の変革が難しいのかについて，腹を割って語り，次世代のリーダーたちが本質を理解しやすいように言語化する必要があります．

さて私は医療現場，行政，製薬会社の現場で働いてきた経験から，本書ではその核心について存分に語られていると感じます．ぜひ，読者の皆様には勇気を持って，強い信念を持ち続けてほしいのです．思った以上に同調圧力は強大で，そして認識しにくいものです．このような状況下ではリーダーシップという言葉は会社や組織の方針に従うことであると考えてしまったり，他人が望む結果へ誘導することと混同しやすいものです．

われわれ医療者には矛盾や問題点を鋭く指摘し，現状維持バイアスに打ち勝つこと，誰にとっても困難な交渉を誠実に行えること，そして難しいけれど重要な決断を的確に行えるリーダーが何よりも必要なのです．

世界を変えるのは，野心ではなく，あなたの勇気です．これを読んだあなたが，ずっと勇気を持ち続けることができるように心から願っています．

Sachin H. Jain, MD, MBA, FACP
ケアモア・ヘルス社 社長兼 CEO
スタンフォード大学医学部教授（兼任）

＊ 訳者注：メンター；聞きなれない方もいるかもしれませんが，本書では幾度も登場する極めて重要な言葉です．医療者がプロとして成長していくために必要な指導的立場の存在のことで，日本語のイメージとしては見本にしたい良き指導者，優れた助言者，または恩師といった存在に近い方になります．

前書き
Preface

この本を創り上げる作業は本当に楽しかったです．振り返れば医療現場のリーダーとして，数多くの人にアドバイスを求められる立場になってしまいましたが，本書は長年臨床業務に携わってきたなかで学んできた，まさにわれわれの真髄を書き留めたものだと言えます．これから本書では，われわれが蓄えた最も重要なパールをご覧いただきます．きっと昔のわれわれにもそうであったように，皆さんのリーダーとしての成長に役立つかと思います．

この本は，一度に読み切ってしまうこともできるようにも，すきま時間で一章ずつ読むこともできるようにかなり読みやすく設定しています．紹介していく私たちの極意が今後の医療界で旋風を起こしていければと密かに期待しています．例えば，極意 10 の「組織を停滞させる人への対応」についてです．数年前，われわれは，院内での取り組みが失敗する理由についてユーモラスかつ的確に表現するために，「Constipator: 組織を便秘にさせて停滞させる厄介なスタッフ」という言葉を作り紹介しました．具体的には，会議では正論を吐き，新しい取り組みをまるで支持しているように見せるのがうまい職員がいることに気づきました．しかし，そのような人たちの行動を伴わない姿は，結果的に彼らの発言を口先だけにするし，全てを台無しにしてしまうのですね．もし，あなたの組織にもそのようなタイプの人が居られたら（いや読者の中にもいるかしれませんが）われわれは既にこのような障壁を克服するノウハウを持っていますので惜しみなく提供します．さて，効果的な組織変革のためのオモシロ極意はそれ以外に 29 個用意してあり，個別の戦略を用意してあります．

もちろんわれわれもまだ重要なポイントを見落としている可能性はあるかもしれませんが，すべてを無駄に網羅するのではなく，読者の皆さんが今よりもさらに成功するための重要なヒントに絞り，わかりやすく端的に伝えることを狙っています．最後に，われわれの事実と経験に基づいた極意の数々が，皆様のこれからの行動の指標になれば幸いです．

Sanjay Saint, MD, MPH
Vineet Chopra, MD, MSc
ミシガン州 Ann Arbor にて

謝辞
Acknowledgments

この本はわれわれを医療のリーダーシップの世界へと導いてくれた多くの同僚，友人たちの指導，協力，支援なしには実現することは不可能でした．また，私たちのメンターや上司には心から感謝しています．おそらく彼らが思っている以上に私たちに強く影響を与え続けてくれました．

具体的な名前を挙げさせていただくと，私 Sanjay からはやはり，Deb Grady，Larry Tierney，Warren Browner，Bob Wachter，Lee Goldman，Bill Seaman，Steve Fihn，Ben Lipsky，Bill Bremner，Walt Stamm，Rick Deyo，Tom Koepsell，Larry McMahon，Rod Hayward，John Carethers，Gil Omenn，Eric Young，Robert McDivitt，Grace Su，Mike Finegan，Carol Kauffman，Tim Hofer，Jim Woolliscroft などお名前を挙げさせてください．

私 Vineet は，Erdal Cavusoglu, Mark Larey, Scott Flanders, Sanjay Saint, Larry McMahon, Bob Wachter, John Carethers, Rod Hayward, and Andy Auerbach などを挙げさせてください．感謝申し上げます．

さらに，われわれの所属組織であるミシガン大学と VA Ann Arbor Healthcare System の仲間に心から感謝したいと思います．どちらも理想的な職場であり，このような素晴らしい組織で臨床医としてまた大学教員として働けることは極めて幸運なことだと思います．

また本書は，多くの方々の協力を得て作成しました．Jasna Markovac, Jason Mann, Jason Engle, Rachel Ehrlinger, Michele Mazlin, Laura Petersen の皆様に心から感謝いたします．

さらにミシガン大学芸術学部の学生であった Victoria Bornstein, Gina Kim, Danny Suárez 3 名は，この本の 3 種類のバージョンをそれぞれ独自のビジョンを持って描いてくれたことに感謝しています．芸術学部でイラストレーターの募集をかけたときは，本当は一人のアーティストだけを採用する予定でした．しかし，予想以上に候補者が集まり，才能あふれるこの 3 人に絞せていただきました．表紙と挿絵を，それぞれのスタイルで描いてもらいました．なお，本文と内容は 3 バージョンとも全く同じです．（本書では日本向けに，

Danny Suárez を採用しています）

最後に，この論文の初稿を読んでもらい，われわれのキャリアを支え，励ましてくれた家族に感謝します．

日本語版に寄せて

日本の読者の皆様へご挨拶申し上げます.

この本が日本語で皆様にお届けできるようになったことが何より嬉しく思います.

私は今まで数え切れないほど日本を訪れましたし，共著者のチョプラ先生は数年間日本に住んでいました. 私たちは日本の人々や日本文化を愛しています.

新潟県の佐渡ヶ島をはじめ，日本中の病院や医療施設を訪問してきました.

実際，私たちの中で最も成功しているパートナーシップの例として，日本中の多くの医療施設を巻き込んだ形で共同研究を行ってきました. ついでに言うと，日本のカラオケが大好きでビッグエコーにも何度か足を運びました. パンデミックの直前に日本の仲間と「PPAP*」を熱唱したことは良い思い出です.

本書が，現在の職種や役職に関係なく，医療に携わる全ての日本のリーダーたちの重要な指針になることを心から願っています.

本書で述べた 30 の極意は，私たちが長年にわたって臨床と研究の分野でリーダーシップを発揮して続けてきたことから得られたものです. また，日本を含む世界中の優れたリーダーを観察することで得た教訓でもあります. これらの凝縮した経験に基づく学びは，次世代の医療職のリーダーにとって必ず役立つと信じています.

本書の翻訳には，和足孝之先生に多大なご協力をいただきました. 彼の仕事に対する献身的な姿勢と細部へのこだわりは，この本をより楽しく読めるものにしてくれました. また，徳田安春先生には長年懇意にしていただき，優れた医療リーダーになるための道へと導いて頂きました. 感謝の念に堪えません. 最後に，読者の皆さまがこの本を心から楽しんで，そして日本の医療界のリーダーたちの輝く未来を願って.

ドーモ アリガトウ！

2022 年 10 月

Sanjay Saint, MD, MPH

Vineet Chopra, MD, MSc

＊ 訳者注：PPAP (Pen-Pineapple-Apple-Pen) ペンパイナッポーアッポーペン. 古坂大魔王が一押しの千葉県出身シンガーソングライターピコ太郎のヒット曲

リーダーシップ養成の旅のハイウェイに乗り出そう！

医療機関のリーダーたちが直面する課題は深刻かつ複雑になっている．医療事故の発生・訴訟・報道，新型コロナパンデミックによる医療崩壊・院内クラスター発生による報道，働き方改革に関連する医師確保争奪戦，などだ．このような課題に適切に対応し解決していくためには，医学部での卒前学習や，臨床系学会での勉強だけでは不十分である．対応を誤るとリーダーとしての資質が問われるリスクがある．特に，アカウンタビリティーやトランスパレンシー（透明性）が欠如したリーダーは危険だ．Rethinking Reputational Risk [1]に記載されているように，有名病院が，ある不祥事で一気に名声を落とすこともある．

欧米の病院での院長クラスを務める前提として，マネージメント・スキルを持つことが当然視されている．その中でも重視されているのがリーダーシップ・スキルだ．これを学ぶリソースも多い．米国には American Society of Physician Executives という学会での認定資格や，School of Public Health 内にある Master of Healthcare Management などの大学院修士課程コースなどだ．さらには Business School の Master of Business Administration を取得しながら学習する医師も多い．高額な学費を払っても学習する理由は，医療リーダーでこれらのスキルが重要になっているからだ．

日本にまだそのようなリソースが少ない中，本書が登場した．リーダーシップ・スキルの基本が学べる入門書だ．現場のリーダーをやっている医師（原著者の２人は，推薦者の知人であり，臨床能力も高い）によって書かれており，医療者にとって具体的な学びが得られる．巻末の参考図書リストとその解説も豊富であり，今後の進んだ学習も可能になる．また，マネージメント・スキルはリベラルアーツ系脳であることから，本書にはカラフルなイラストが豊富にあり，読書脳をアーツ系へギアチェンジさせてくれる．

さあ，皆さんもリーダーシップ養成の旅のハイウェイに乗り出そう！

徳田 安春
群星沖縄臨床研修センター

文 献 1）Fitzsimmons A & Atkins D.Rethinking Reputational Risk : How to Manage the Risks that can Ruin Your Business, Your Reputation and You. Kogan Page, 2017.

翻訳者の紹介

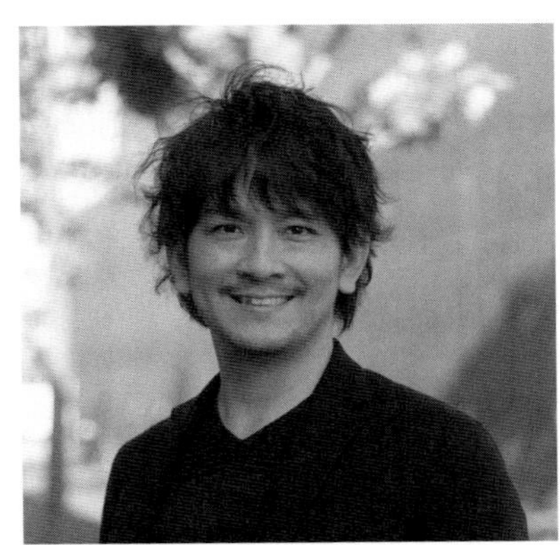

和足 孝之 (Takashi Watari, MD, MHQS, Ph.D)

島根大学附属病院 総合診療医センター 准教授.
ジェネラリスト教育コンソーシアム編集長 (カイ書林).

岡山大学医学部卒 2009 年（学士編入），ハーバード大学医学部大学院 MHQS 修了 (医療の質). 湘南鎌倉総合病院，東京城東病院，マヒドン大学臨床熱帯医学大学院，島根大学卒後臨床研修センターを経て，現職. 現在ミシガン大学 Sanjay Saint 教授の元で我が国の総合診療を発展させるためにリーダーシップとマネージメントを学んでいる (Visiting Professor). 研究面では総合診療医としての視点から診断学，医学教育，患者安全，医療の質，マネージメント等の領域で 100 以上の英語論文を発表. 代表的書籍には「身体診察免許皆伝」(2017，医学書院)，「マクギーのフィジカル診断学」(2019，診断と治療社)，「診断エラー学のすすめ」(2021，日経 BP 社)，「新・総合診療医学—病院総合診療医学編　第 3 版」（2019，カイ書林）など.

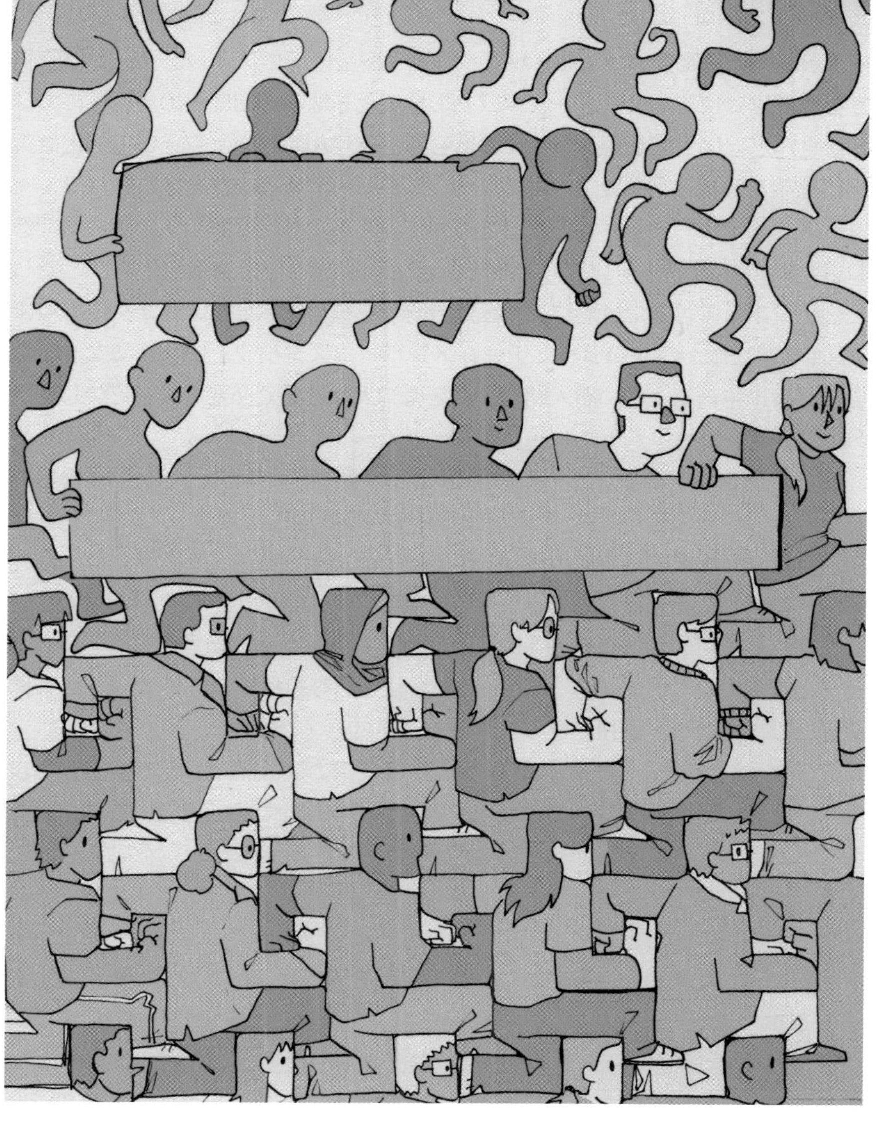

2 理想のフォロワーを作る Forge the Followers You Want

1988年にRobert Kelleyが『ハーバード・ビジネス・レビュー』に寄稿するまでは，ビジネスマネージメントの権威たちはフォロワーの重要性についてほとんど，いや何を隠そう全く注目していませんでした．フォロワーとは実際に仕事を達成する人たちのことです．Kelleyはフォロワーたちのパフォーマンスを測定し，向上させることを真剣に考えるように提案したのですね．これは当時のマネジーメントの常識をぶった斬るもので相当画期的なことでした．ビジネスの世界だけでなく，医療分野でも極めて有効なアイデアになります．(本書では，フォロワー，チームメンバー，スタッフという言葉を，組織のヒエラルキーで上にいる人間と交流を持つ人々として必要に応じて少し使い分けています．)

皆様は働きやすい夢のチームを目指しているわけですから，Kelleyの提案したフォロワーの考え方は，今の時代でも最も重要なことです．この人たちは，所属する医療施設の目標にコミットしている最も重要な人たちです．彼らは効率的・効果的に自己管理もできますし，常にスキルを向上させようと努力していますし，革新的で独立心が強いことが多く，リーダーに敬意をもって質問することを厭わない人々です．Kelleyの言葉を借りれば，フォロワーとは「勇気があり，正直で，信頼できる」人たちです．

このような全て揃ったフォロワーは理想的ですが，当然なかなか見つかりません．既にいる周囲のフォロワーをこの方向に向かわせることで，あなた自身のチームを作り上げるしかありません．ではどうするか？オススメの方法です．まず，直属の部下やスタッフと膝を詰めて直接会って，彼らの本来の責任とあなたの期待について話し合います．次に彼らにはチームでの自分の役割をどう考えているかを尋ね，必要に応じて彼らに何を期待しているかを明確に設定するのです．また，チームメンバーの潜在能力をMax引き出すために，定期的に1対1の面談を行い，フィードバックと激励を行うと良いと思います．

リーダとしてのあなたが皆に期待していることを明確に伝えて，それをチームや個人の状況に合わせて調整していくことが重要です．この目的は，各チームメンバーが組織のミッションに対して結局どのように貢献すればよいか理解することにつながります．実は，幸いわれわれは恵まれています．というのは，ほとんどの医療従事者はもともと患者のために良い医療を提供するという使命感を持って行動しているため，リーダーとしてのあなたはすでに圧倒的に有利な立場から開始できます．もし皆さんのフォロワーが医師であれば，彼らは元々健全な自立心を持っていることが多いので，リーダーに建設的な意見もすることも多いでしょう．

「リーダーシップの役割をフォロワーよりも優位で積極的なものと見るのではなく，両者は対等であるけど，実際には異なる活動であると考えるべきである」こと，これこそがRobert Kelleyが力説したポイントでした．これは医療現場のリーダーが渇望する優れたフォロワーを獲る上で，とても重要な姿勢なのですね．あっ，でも現実的な話として，直接チームメンバーに対してあなたは私のフォロワーだなんて言わない方がいいのでご注意くださいね．

"A great person attracts great people and knows how to hold them together."

「偉大な人というのは偉大な人たちを心から引きつけ，その人たちをまとめる術を知っている．」

—Johann Wolfgang von Goethe*—

* 編集部注：Johann Wolfgang von Goethe；ドイツの詩人，劇作家，小説家，自然科学者，政治家，法律家．18～19世紀ドイツを代表する文豪．

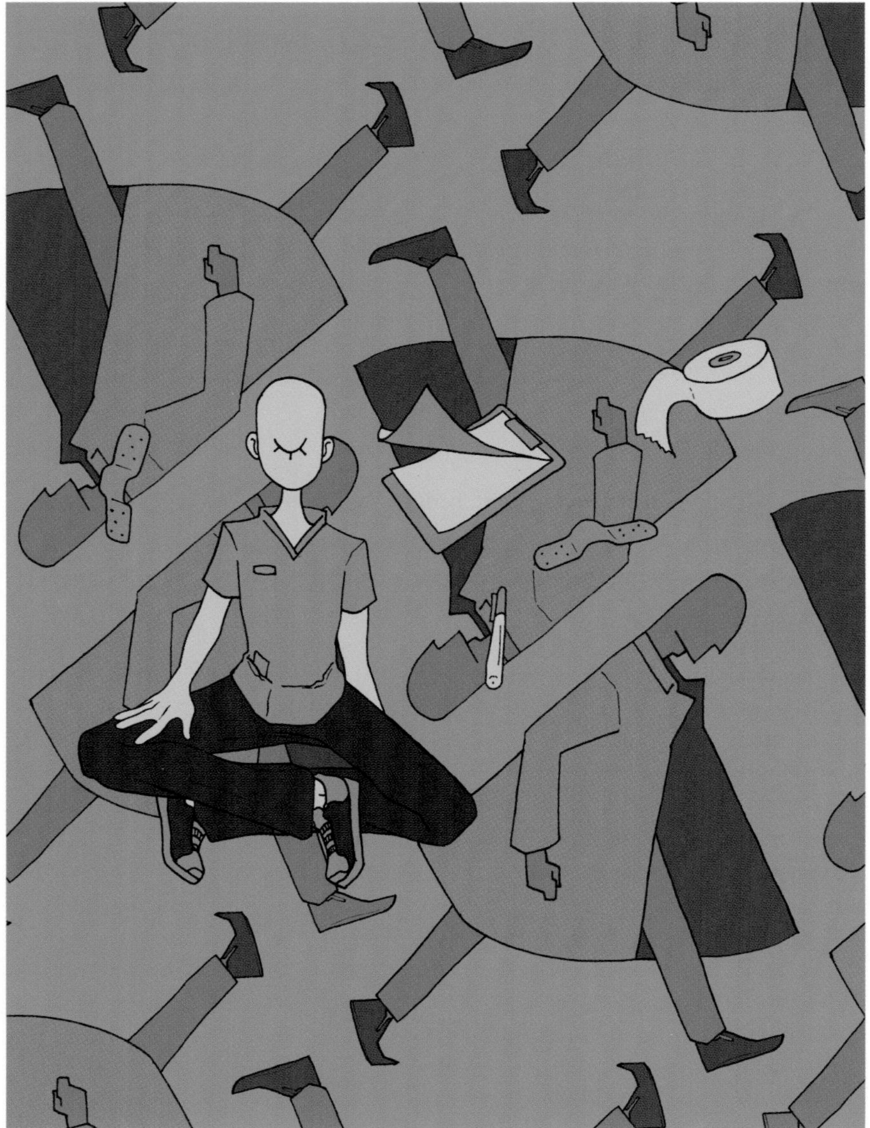

3 ストレスの対処法を身につける Try a Stress Buster

理論的にはストレスは悪いものではないのです．危険に直面したときに放出される化学物質やホルモンは，その状況から戦うか逃げるか判断するために肉体を準備させます．しかし，そのストレス反応が日常化すると，頭痛，抑うつ傾向，イライラ，さまざまな慢性的な健康問題を引き起こす可能性が高まります．医療の現場では，ストレスはポジティブでデキるリーダー，つまり協調的で効率の良い，患者中心の共感に満ちたリーダーを目指す皆さんにとってすべての敵となります．

ストレスの対処法としてマインドフルネスの実践を試してみるといいかもしれません．マインドフルネスは，仏教とヨガをルーツとする手法で，医療機関を含む何百もの有名な組織で既に活用されており，科学的根拠を持った結果を示しています．マインドフルネスでは「今のこの瞬間」を自覚するというルールを守るよう求められるのですが，他のことに気を取られることなく，自分のしていることに全神経を集中させることを習得しなければなりません．例えば，マインドフルな医師は，患者を診察しているときにはその部屋の中に意識がちゃんと向いていますし，医局長からの最新のメールやスケジュール，延滞しているクレジットカードの請求書などに気を散らしていません．同様に，マインドフルな医師は，患者の病状の原因について考えるときには，一旦立ち止まって別の鑑別診断を検討することができますし患者の部屋に入る前には手をアルコール消毒することも忘れることはなくなります．

面白いことに，マインドフルな状態ではまるで初心者のようにすべてを新鮮に見ることができるようになります．その瞬間の自分自身を客観的に見つめることができるようになるのです．会話している相手に全神経を注いでいるでしょうか？相手がアイデアや感情を話しやすいように促せていますでしょうか？また相手があなたに何を求めているのかを察知できて，ちゃんとそれを提供できていますか？

一見いい感じの方法に聞こえるかもしれませんが，マインドフルネスは今すぐにできるものではありません．学び，実践する必要がありますし，それ自体が少し時間がかかるので．でも，マインドフルネスのシステレビューの論文では，週に合計４時間以下の実践で医療従事者の幸福感や健康と患者ケアも向上させることができるとされています．

マインドフルネスは，医療現場の混沌とした状況での精神的な落ち着きの重要性，つまり「平静の心」の原則を理解するのに役立つと思います．ありのままに受け入れるラディカルアクセプタンス*も可能です．われわれ医療従事者には本当にありがちなのですが，治療やケアですごく細かいことや側面までも完璧にコントロールしたいと考える傾向があると思うのです．で，結局圧倒されてしまい，諦めてしまう．マインドフルネスの手法を用いれば，そのようなことが不可能であり，逆効果であることを私たちに教えてくれるでしょう．

忙しく動き続けている脳の活動を一旦停止させ，振り返り，物事を正しく認識するためにスピードをあえて緩めましょう．これは皆さんだけに良いことではありません．あなたにケアされる患者にとって一番良いことだと思います．

"All things are preceded by the mind…"
「全ての事象は精神が先行する…」

—Siddhārtha Gautama**—

---

* 編集部注：ラディカル・アクセプタンス―ネガティブな感情から抜け出す「受け入れる技術」で人生が変わる．タラ・ブラック（著），マジストラリ佐々木啓乃（翻訳），サンガ，2020.

** 編集部注：Siddhārtha Gautama；釈迦と呼ばれた，北インドの人物で，歴史上に実在した仏陀，仏教の開祖．ただし，存命していた時代については紀元前７世紀，紀元前６世紀，紀元前５世紀など複数の説があり，正確な生没年は分かっていない．

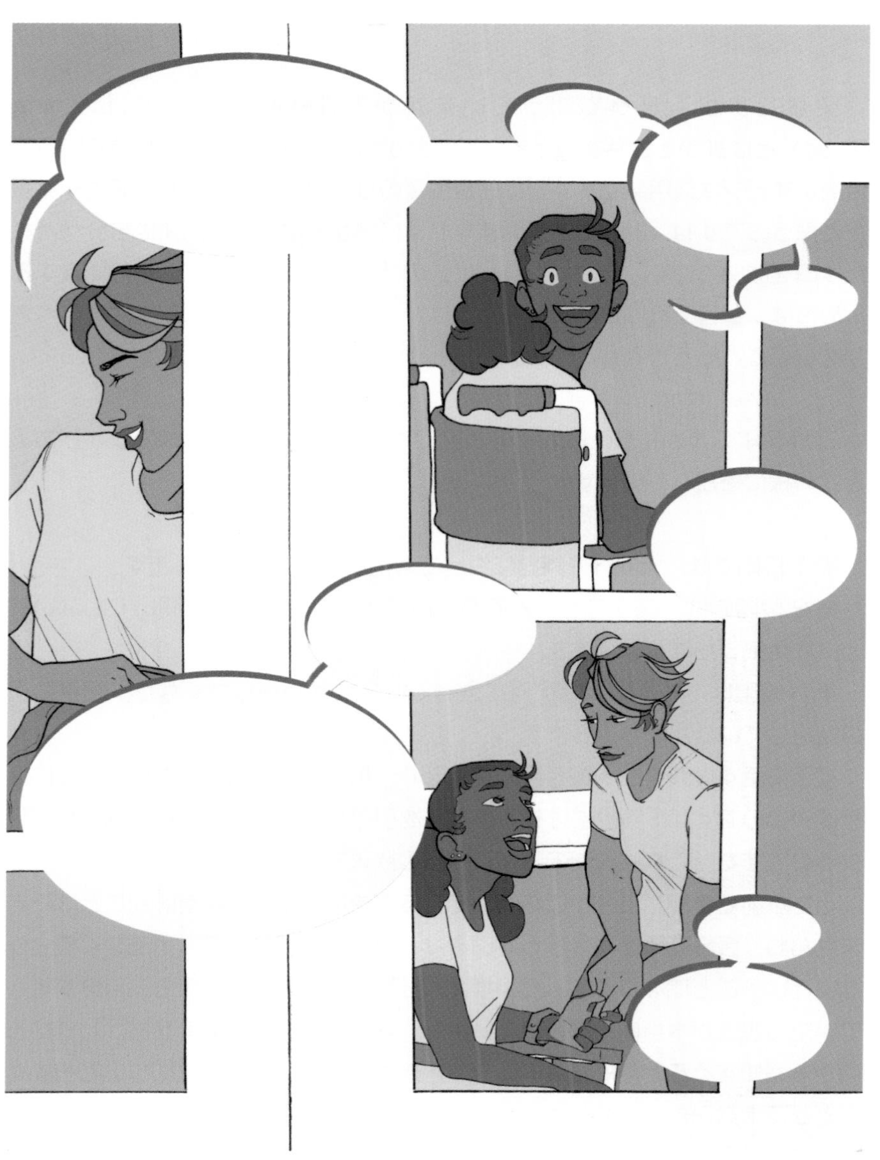

4 自分ばかり話しすぎていないか注意する Watch Your TLR

突然ですが TLR って知っていますか？ TLR（Talking to Listening Ratio）とは誰かと会話するときに，自分が話している / 自分が聴いている割合を示すビジネス用語です．特に医療現場のリーダーシップにおいてこそ真髄だと思うのですね．どうやって認識すれば良いかというと，例えば自分がどれだけ口を開いていて，自分がどれだけ人の話を聴いているかについて認識するためには，録音すれば良くて，私たちはいつどのようなときに口を閉じるべきかを学ぶこともできるかと思います．

2015 年の Mark Goulston の論文では他人と話すには 3 つの段階があると次の様に書かれています．

第 1 段階では，話すべき課題に沿って適切かつ簡潔に開始します．

第 2 段階では，話すことがとても気持ちよくなり，相手が聞いていないことにさえ気づかなくなります．

第 3 段階は，ついに自分が何を言っていたのかわからなくなり，相手に何の話をしていたか聞き返します．

相手に話す機会をちゃんと与えることで，相手にも参加してもらうように促せばいいのですが，実際には相手の興味を引こうと頑張ってさらに話をしてしまうのですね，これは人間の本能レベルの欲求です*.

当たり前ですが，自分が口を開いているときには相手の話を聞くことはできませんね．会議で発言ばかりしているリーダーは，他の人の考えを聞く機会がないということになります．言い換えれば医師や看護師の仕事も，自分が話していたら患者が本当は何を言いたいのか，学生はどんな間違いをおかしているのかも察知することができないのです．また，新しい解決方法についても聞くことができないかもしれません．そうですね，だからリーダーとしての目標は TLR を 1 以下にすることです．

この TLR は，自分自身のおしゃべりさをモニターするのに役立つだけでなく，他人のも客観的に測定するのに利用できます．例えば，新入職員の面接のときにも使えます．その応募者と将来的に一緒に仕事をするときにはこちらとしてはどれだけの忍耐力（笑）が必要になるかを知るために TLR を適用してみるといいと思います．以前，ある医師を面接したときに TLR が 20 を越えていた方がいたのですが，当然採用は見送りました．もし，TLR が高い人，例えば，5 以上の人と仕事をしなければならない状況であったら，私たちはどうしたらいいでしょうか？特におしゃべりな人が上司である場合にお勧めなのはあらかじめ話すべき項目リストを作っていくことです，上司が脱線しだしたときに議題へ戻すことがかなり容易になります．また 30 分後に別の会議があるなどのことを最初から伝え，会話をコントロールするといいでしょう．

TLR が高い人たちに対して愕然とするのは，自分が長く話すことで周囲に与えてしまう影響に気づくことができない傾向があることです．だから，TLR が高い人は，至ってなかなか変われないのです．

"Better to remain silent and be thought a fool than to speak and remove all doubt."

「黙っていて馬鹿だと思われるほうが，喋って疑いを晴らすよりマシだ」

—Abraham Lincoln ** —

* 訳者注：ハーバードビジネスレビューの論文 How to Know If You Talk Too Much では，私たちが自分のことを語る過程を止められないのは脳内では快楽ホルモンであるドーパミンが放出されるからであると述べられています．

** 編集部注：Abraham Lincoln：米国の政治家，弁護士．弁護士，イリノイ州議員，下院議員を経て，第 16 代米国大統領に就任した．「偉大な解放者 」，「奴隷解放の父」とも呼ばれる

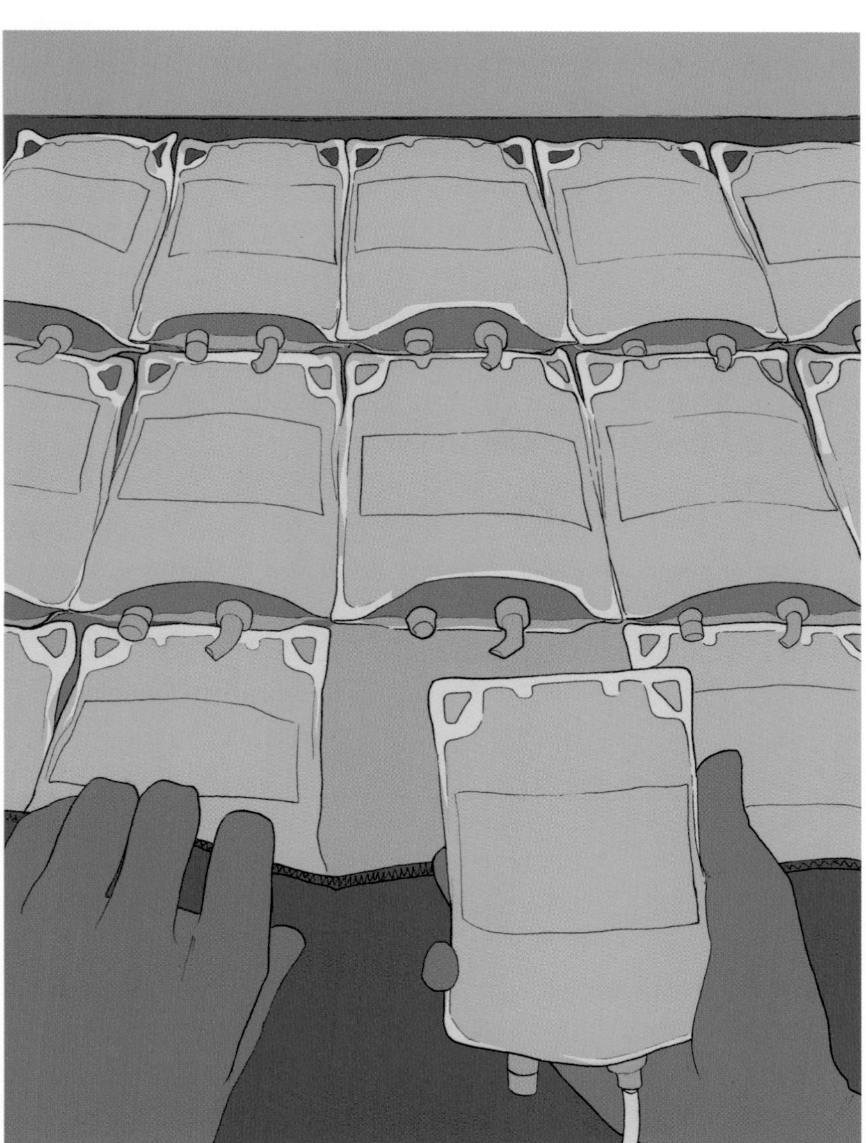

5 EQ を鍛える Beef Up Your EQ

皆さんが，もしリーダーとして医療現場で変革をもたらしたいのであれば，必要な心構えとスキルの準備が必要です．実は IQ（知能指数）とは対照的に，EQ（心の知能指数）と呼ばれる心理感情面での知能を十分に備えておくことが重要だと言われています．

名著である「EQ 心の知能指数」の中で Don Goleman は，心の知能指数とは自分と他者の感情の変化を瞬時に理解することで，相手に対する自分の振る舞いを変化させる能力であると定義しました．これは他人がどう感じているかを察知する生まれ持った能力ではなくて，後天的に社会的な活動の中で自分や他者の感情の動きを察知する能力です．言い換えれば，心の動きをマネージメントするスキルでもあります．われわれは自分自身でもこれらを客観視して，意識的にトレーニングを行い身につけていく必要があるのです．ハーバード大学の心理学者 Howard Gardner は，「EQ とは要約すれば，他人を理解する能力のレベルであり，何が他人をつき動かし，どうすれば他人と協調して良い仕事ができるかということだ」と主張しています．

EQ を構成する要素は興味深いのですが，自己認識，自己規制，共感能力，効果的なコミュニケーションなどの重要な対人関係スキル，他人をやる気にさせる能力など，いくつかの重要な要素から成り立っています．

例えば，何度も会議に遅刻してくる部下がいたとしたら，皆さんでもイラっときたり，怒ったりして，せっかくの会議の間に効果的な判断をする妨げになると思いませんか．奴隷として生まれたギリシャの哲学者エピクテトスは，およそ 2 千年前に「あなたを怒らせることができる人は，それであなたを操ることができる」と書いているのですが，EQ が高ければいったん立ち止まって，その場の感情を抑えることができるようになります．そのスタッフがなぜいつも遅刻するのか，遅刻のエピソードにいちいちイラついて囚われてしまうのではなくて，その行動や結果の理由を考えるのですね．その遅刻の理由は後日，落ち着いた静かな場所でこそ分かることが多いでしょう．実は夫婦関係の問題を抱えていたり，子育てなどの家庭の問題など，意外な答えが返ってくるかもしれないのです．これで変に相手を過小評価することもなくなるかもしれません．ということで，EQはリーダーである皆さんとスタッフとの関係性をより強固なものとするのです．

世界中の企業や機関がEQ向上のためのプログラムを提供しているのですが，実際にかなり効果的であることが研究によって示されてきました．しかし，もちろんEQを向上させるために時間と労力を費やすことができるかは，人によると思います．われわれは医療現場での経験から，IQは閾値があると思っています．実際に，十分に頭が良ければそれ以上はあまり医療現場では変わらないと思います．でも，EQは凄いですよ．EQは直線的に成長するのでEQが高いリーダーであればあるほど成功すると確信しています．そして重要なことに，IQは鍛えても変化しにくいですが，EQは鍛え上げることができるのです．

"When dealing with people, remember you are not dealing with creatures of logic, but with creatures of emotion…"

「人と接するときは，論理で動く生き物ではなく，感情で動く生き物を相手にしているということを忘れてはならない.」

—Dale Carnegie *—

* 編集部注：Dale Carnegie：アメリカの作家で教師にして，自己啓発，セールス，企業トレーニング，スピーチおよび対人スキルに関する各種コースの開発者．代表作『人を動かす』（1936年），『道は開ける』（1948年）

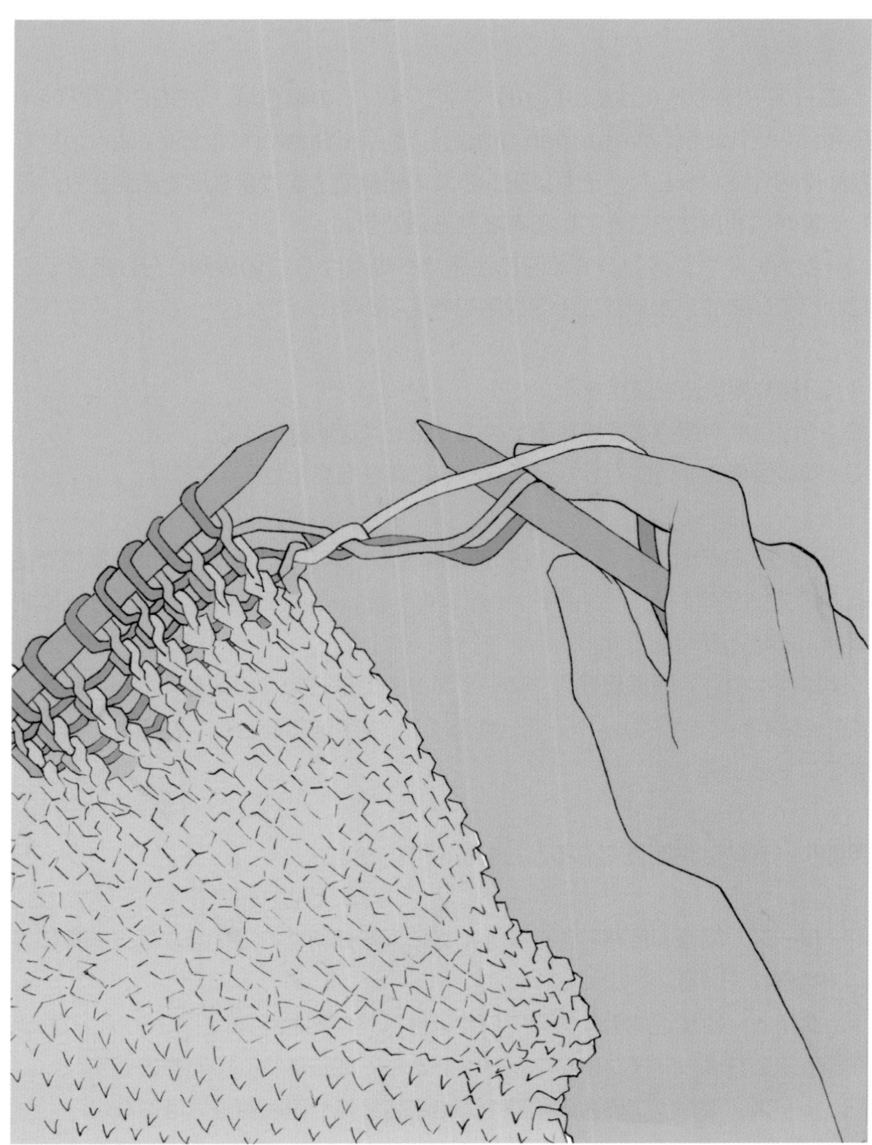

6 引き締めるときと，ゆるめるべきときを使い分ける
Know When to be Tight — or Loose

ルーズ・タイト(Loose-tight)マネジメントの概念は，1982年にTom PetersとRobert Watermanが出版した『In Search of Excellence』で初めて紹介されました．それ以来，多くの組織でさまざまな形で議論され，そして実際に利用されてきている有名な方法です．

一般的にマネジメントする際に注意すべき点は3つの段階に分けられると言われています．まずはこの3段階を考えてみましょう．

1. 目標や期待値を設定する
2. その目標や期待を達成するためのプロセスを明確にする
3. 同じ目標や期待に対して，スタッフに責任を持たせる

上記のそれぞれの段階で，リーダーは「ルーズ」(ゆるく：あまり言わず語らずの方法です）と，「タイト」(きつく：厳しく明確に伝える）に分けて戦略をとることが可能です．

実は往々にして医療現場のマネージメントではこの3段階を「ルーズ（ゆるく）・タイト（きつく）・ルーズ（ゆるく)」な手法で運営しているところがあまりにも多いのです．

実際に一般的な例を見てみるとわかりやすいかと．

1. **ルーズ**：組織の目標を達成するために何を期待されているかは従業員に委ねられている．
2. **タイト**：目標達成のためのプロセスはなぜか細かくコントロールしてしまう．これは，マイクロマネジメントとして蔑称されているものです．
3. **ルーズ**：スタッフ個人の問題への当事者意識や説明責任はほぼない．

これはとってもよくないのです．これは実はチームのメンバーにとっても，リーダーのあなたにとってもフラストレーションが溜まりまくるアルアル方程

式の典型例です．

基本的に医療従事者はとても有能な人材が多いと思います．ですので，あなたの所属するチームが例外的にヤバくない限り，逆のアプローチ法，タイト - ルーズ - タイトのマネジメントスタイルを考慮したほうが良いと思います．

1. **タイト**：最初に何をもって成功とするか目標と目的を明確化しましょう．組織の目標を追求し，あなたの期待や評価基準を満たすためにチームのメンバーは責任を負うことを，全員にはっきりと伝えましょう．

↓

2. **ルーズ**：目標を達成するための最適な手段や方法はメンバー自身に決めさせます．リーダーであるあなたは組織にありがちな問題をメンバーが乗り越えるための手助けに絞って尽力するなど決められると良いでしょう．

↓

3. **タイト**：ポジティブ・ネガティブフィードバックを使い分けて，組織の目標と各人に期待されることに対して当事者意識を維持させ続けましょう．

例えば，新しいプロジェクトを開始する場合などは多少修正する必要があるかもしれません．やはり２段階めはタイトにするのではなくても良いので，代わりにミーティングや簡単な電話連絡を用いてコミュニケーションを意図的にとることにとどめおいたほうが良いことが多いです．これって，実は全体の状況の変化はリーダーを不安にすることが多いからなのですね．だから未熟なリーダーは不安を解消するために細部まで管理してしまおうとする傾向がどうもある．逆の発想で，いつもは２週間に一度行っている新しい企画の直属の部下とのミーティングを，あえて軌道に乗るまでは毎週でも会うように配慮するとうまくいきやすいです．目標達成のために最善の方法を決定することは，現場の当事者である彼らに任せて責任感（当事者意識）を与えるのです．

われわれは，このマネジメントスタイルでスタッフが活躍するチャンスを意図的に与えることで，チームのやる気を高め，各人の力を発揮させることができることを確信しました．そう結果的に，うまくいけばリーダーとしての自分も成長できるのです．

“Team members need to feel trusted and valued, and micromanaging communicates the opposite.”

「チームメンバーは信頼され，評価されていると感じる必要があり，マイクロマネジメントはその逆を伝えることになる.」

—Martin Zwilling *—

* 編集部注：Martin Zwilling；アメリカのビジネスエグゼクティブ，起業家，作家

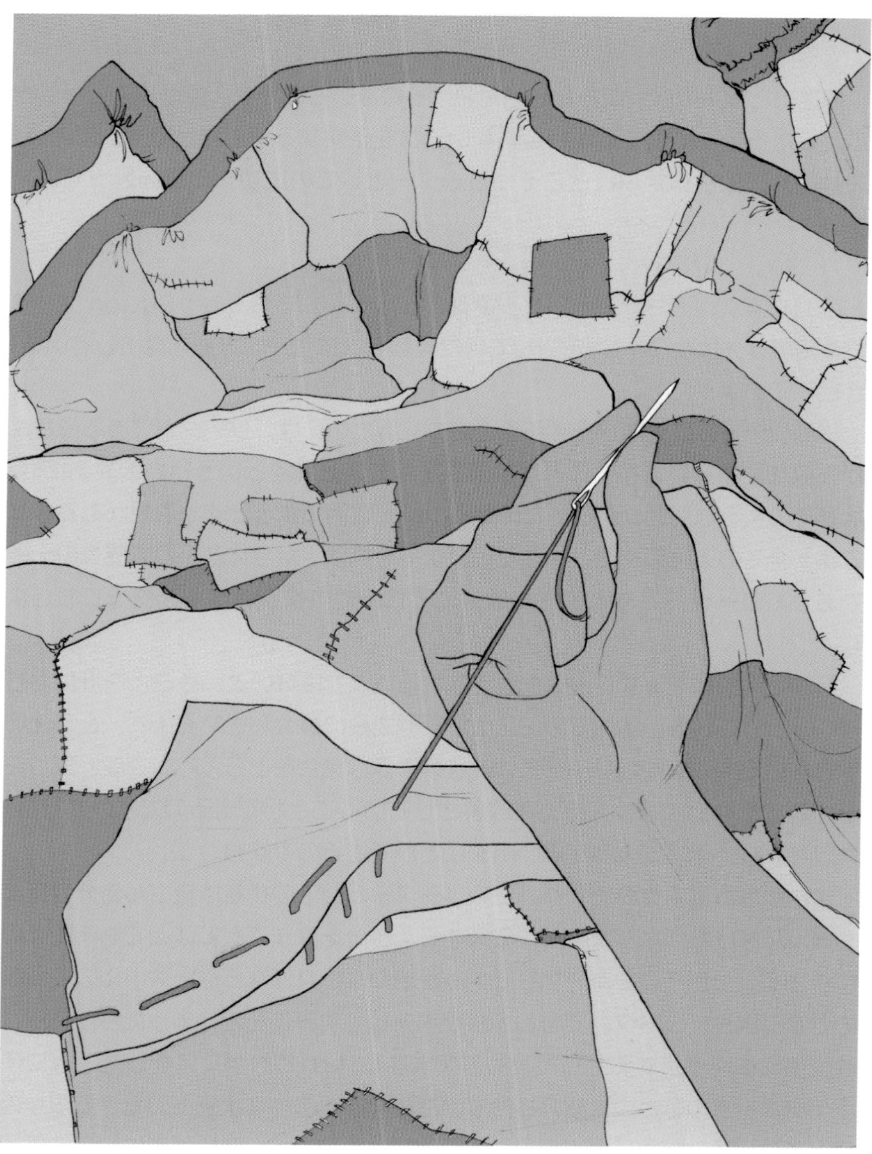

7 ミスは許す，しかし忘れない Forgive And Remember

間違いとか失敗は人間誰しも絶対避けられないものです．避けることができるとしたら，次に起こるかもしれない過ちを予防することだけです．この点，間違いや失敗から学ぶことこそがリーダーとしての成功への鍵を握っています．

2010 年の「ハーバード・ビジネス・レビュー」で Robert Sutton は「優れた組織は失敗から学び，苦労して得た経験を次に生かす方法を見出している」と言っています．

組織やチームに失敗から学ぶ風土をつくるためには，リーダーである皆さんが失敗を許す姿勢を持つことが重要です．ミスを許すという行為の裏側には，なぜそのような問題が起こったのかについて解明しようとする意思があるはずです．全ての人は必ず間違いを犯します．それは組織全体としての成長の一部であり，リーダーである皆さんは常にそれに対処する心構えを持っておきましょう．

しかし，失敗を許すことは失敗を忘れることではないということを肝に銘じましょう．むしろ，すべてのミスは学習や成長の機会がきたぞ！と，とらえるべきなのです．有能なリーダーは，このような機会をとらえて，二度と同じことが起こらないようシステムを改善させていくことができるのです．つまり，失敗を許し，そして失敗を思い出すことができるのですね．

またかなり重要なのですが，このリーダーとしての極意は皆さん自分自身にも適用しなければなりません．ミスをした自分を許すことにはとても時間がかかります，だからこそ有能なリーダーが培わなければならないスキルの一つなのです（訳注：リーダーである皆様が率先して沈みこんでしまったら，チームは簡単に機能停止するからだとも言えます）．われわれがミスをしたときに使うテクニックのひとつを紹介させていただくと，あんな状況下でできる限りのことをやったのだからと，自分に言い聞かせるのです．時には声に出して言ってしまうのも効果的なので，ぜひやってみてください．シンプルですが，この自分自身を承認する作業は気持ちをリラックスさせ，失敗を過去のものにするのではなく，次に失敗から学ぶことへ意識を集中させることができるようになります．リーダーには他者への思いやりが重要であると同時に，自分自身への思いやりが重要なのです．

人は失敗を忘れたがるものですが，失敗を忘れてしまうことは同じことがまた何度も繰り返される可能性を高めます．医療ミスの対応と同じように，「失敗を許して，そして思い出す」という方法は，個人でもチームでも，さらに改善させていくことができるのです．米国にはハンロンの剃刀という有名な逸話があるのですが，購入した髭剃りに欠陥が見つかった場合，一般論としては製造した企業の能力が少し低かったということを示しているのであって，消費者を困らせるために企業がわざと悪意を持って欠陥商品を世に出しているわけではないという考え方です．

許すという行為は，どんな組織でも必ずミスは起こるということを認める作業だと言えます．最悪な雰囲気で，ミスへのネガティブな感情があるかもしれませんが，非難や責任を受け止め，結果的には許すという行為だけが自分がその問題の原因の一部であると認識できるようになると思うのです．失敗から学ぶためにオープンに話し合うことができてこそ，他者や自分を許し，その失敗を思い出すことができると思うのです．お気づきになりました？実は，これは最強の組織やチームの特徴なのですね．

"A life spent making mistakes is not only more honorable, but more useful than a life spent doing nothing."

「何もしないで過ごす人生に比べたら，失敗に費やした人生のほうがよほど名誉であり役に立つ」

—George Bernard Shaw *—

* 編集部注：George Bernard Shaw；アイルランドの文学者，脚本家，劇作家，評論家，政治家，教育家，ジャーナリスト．ヴィクトリア朝時代から近代にかけて，イギリスや米国など英語圏の国々で多様な功績を残した才人として知られる．

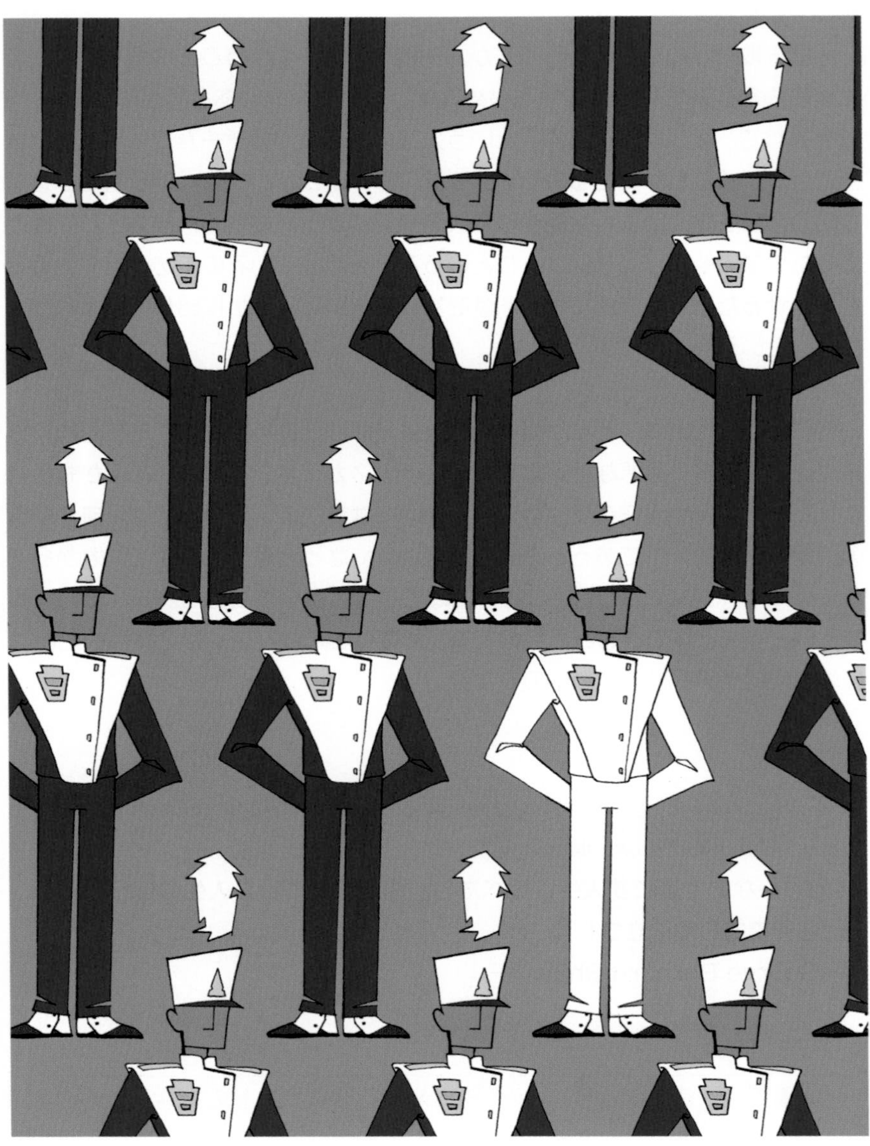

8 自分がロールモデルであることを忘れない Don't Forget You Are a Role Model

リーダーである皆さんは，実は常に誰かに厳しい目で見られています．皆さんのすべての行動や発言が，チームメンバーとの間で話題になるのです．いやはや，自分が望むと望まざるとにかかわらず，皆さんはほぼ全てのスタッフやメンバーの模範的な人ともなってしまうのですね．あなたの倫理観，人への接し方，問題への対処の方法，さらには個人的な習慣までもが，メンバーに真似され組織に浸透しまうだろうし，あるいは批判の対象にもなるかもしれません．医療の現場において，リーダーになるということは非常に大きな責任を負うことであると言えます．

看護師や医師のリーダーは，日々ストレスやフラストレーションにさらされていますが，もしリーダーたちが短気を起こし怒鳴ったりしてしまうと，その反応は物議を醸し出し，悪い評判が立つでしょう．もしリーダーが臨床の現場で面倒臭いからと標準的でない行動をすれば，その一挙一動も真似されてしまうことが実に多いのですね．経験的にも，医師が看護師や薬剤師に偉そうにキレると，医学生や研修医も同じような態度でキレていいと間違って伝わってしまうことは医療の現場でよくあることです．指導医が患者に触れる前後に手指衛生を忘れると，若い医師も同様にするでしょう．ダーウィンの言葉を借りれば，類は友を呼ぶと言えます．

また，リーダーであるトップが入れ変わるとメンバーはどう変わるかということも自然と見えてくるでしょう．例えばある精神科の副部長は，上司の部長が凄く頭の硬い性格であったため，同じような雰囲気で周囲の人にも接していました．しかし，上司がより協力的でチームワークを重要視するタイプの医師に代わった途端にその副部長も全く同じように真似しだしたのです．このようにリーダーが変わることでスタッフの行動様式が変わることは，どのような分野や組織でも見られることなのです．

同じ法則で，リーダーに模範的な前向きな姿勢と責任感ある行動が備わっていれば，多くのスタッフや出会った人々に良い振る舞いを促すことができるのです．昔ある指導医はロールモデルを作り，ロールモデルに自分がなることはとても重要だと話してくれました．彼女はそのあとに，こう付け加えたのですね「病院では，残念ながら楽しい気持ちを奪うような出来事ばかりだから，陳腐な言い方かもしれないけど，綺麗な花を見つけたら，立ち止まって花の香りを嗅ぐべきだし，私はそんな小さいことに注意を払うよう心がけているのよ」と．

チームのみんなに尊敬されるロールモデルになることで，チームを方向転換して進めようとするときにも，容易になるのです．Gewertz と Logan が論文で書いているように，「スタッフの変化に対する適応力はリーダーが放つ心理な安心感に強く影響される」のです．

"Example is not the main thing in influencing others. It is the only thing."

「人を動かすには模範を示すことが大切だ．というより，それしかない．」

—Albert Schweitzer *—

* 編集部注：Albert Schweitzer（1875 ～ 1965 年）；アフリカ（ガボン）での医療等にその生涯を捧げ，マザー・テレサやガンジーと並んで 20 世紀のヒューマニストとして知られる．哲学では「生命への畏敬」の概念で世界平和に貢献した．

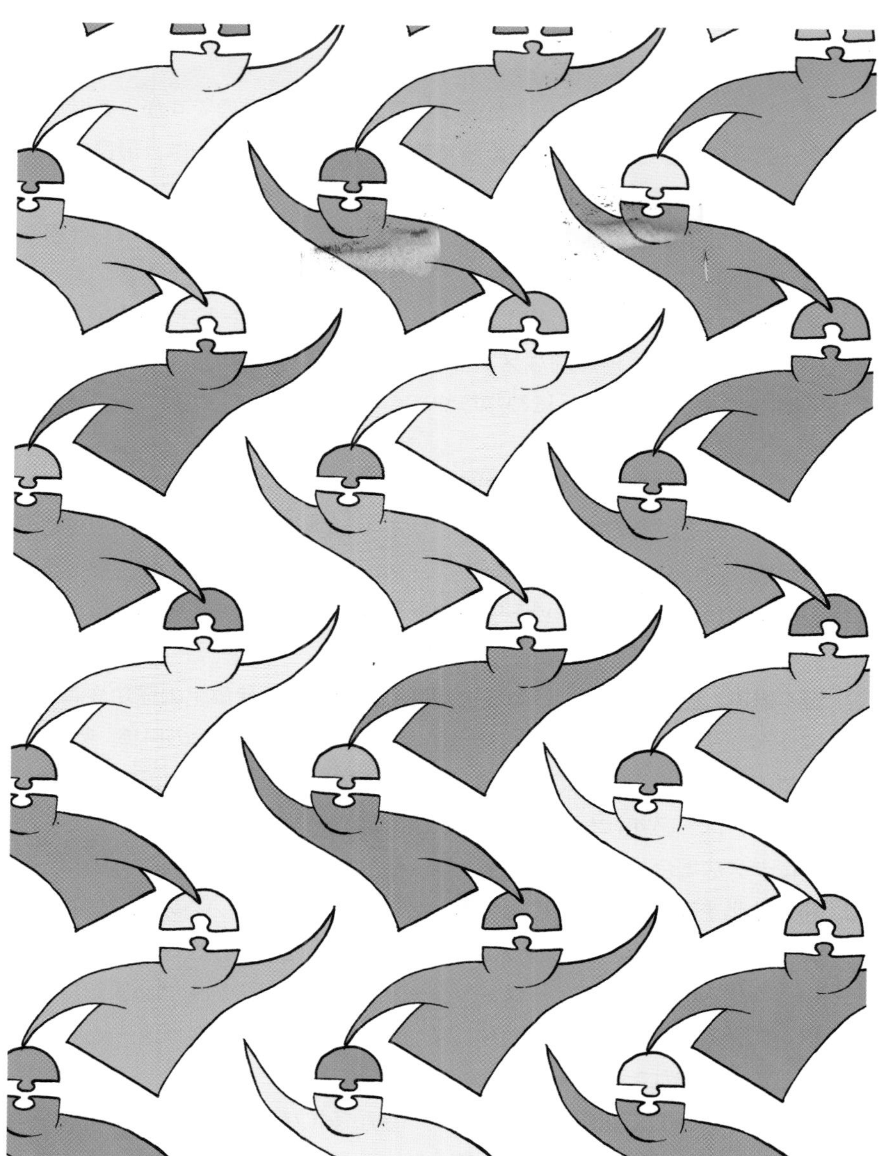

12 優れたメンティーを育てる Develop Effective Mentees

組織として効果的なメンターを育成することは極めて重要ですが，有能なメンティーを育成することも同様に重要です．有能なメンティーは，最良のメンターを選び，明確かつ効率的にコミュニケーションをとることができ，メンターの相談の前には丁寧に準備ができ，周囲に活力を与え，予定よりも早く仕事を終わらせ，周囲の人と上手に付き合うことができる人材とも言えます．

以前われわれが発表した2017年11月の「ハーバード・ビジネス・レビュー」の記事では，理想的なメンティーが身につけるべき6つの習慣を紹介しています．今回はこちらにわかりやすくまとめます．

1. **自分が何を必要としているかを明確にする．** メンター探しでは，まず自分が何を求めているのか，どのようなサポートが必要なのか，短期目標と長期目標は何か決める必要があります．スポンサーが必要なのか，コーチが必要なのか，それともネットワークを構築して人脈を作るのを手伝ってくれる人が必要なのか．
2. **賢く選ぶ．適任者を見つけることが肝心．** あなたの仕事上の成功や満足度は，その選択に大きく影響されます．メンターとなる人物の目標，個人的・職業的特性が自分のものと一致し，共感できることを確認してください．メンターは，必ずしも年配者や偉い人である必要はありませんし，むしろ逆にダメな場合もあります．
3. **約束は必ず守り期待以上に応える．** メンターが求めているのは完遂できる人．つまり始めたことを最後までやり遂げる人であることは絶対に忘れないでください．メンティーはメンターとの期限などの約束は必ず守り，期待を超える結果で応える努力をしましょう．これは，メンティーとしてだけでなく，あなたのキャリアにも必ず役立ちます．
4. **メンターの時間に配慮する．** メンターは超多忙な人たちなので，時間を効率よく，賢く管理しています．彼らは，大量の仕事をこなし，マルチタスクをしなければなりません．メンターの時間を尊重するのです．ミーティングにはもちろん準備をして臨み，事前に目標や議題を設定しましょう．

可能な限り，「はい」か「いいえ」で答えられるような質問で，短く簡潔なメールを送ると良いでしょう．

5. **落とし穴に備える．** 逆にメンターをマネージメントし誘導することを学ぶのですね．メンターがもし変なことを始めたり，イマイチだったら，先を読みつつ次の行動を起こす準備をしましょう．もしメンターが進路の妨げになってしまったら，次のステップを明確にした上で締め切りを設定すると良いでしょう．メンターがあなたのアイデアを自分の手柄にし始めることなどあれば，躊躇なく別のメンターを見つけるなど，より抜本的な対策を講じる必要があります．皆様に，少しだけ先を読む力さえあればどちらも避けることができると思います．
6. **積極的に参加し，周囲に活力を与える．** 優れたメンティーは一緒に仕事をするのが楽しく，そういう人にはメンターも積極的に携わってくれます．問題とは必ず起きるものですが，ただ不平不満を言っているだけでは極めて幼稚です．具体的な解決策を自ら提案し，どのような方法がベストなのかについて指導を受けると良いでしょう．問題を成長の機会として活用する．物事がうまくいかないときは，建設的な批判やフィードバックを素直に受け入れましょう．それは個人攻撃ではなく，そこから成長するためのものであることを忘れないでください．

"Tell me and I forget, teach me and I may remember, involve me and I learn."

「言われたことは忘れる，教わったことは覚えるかもしれない，しかし深くかかわったことは学ぶ．」

—Benjamin Franklin *—

* 編集部注：Benjamin Franklin：18 世紀の米国の政治家，外交官，著述家，物理学者，気象学者．印刷業で成功を収めた後，政界に進出しアメリカ独立に多大な貢献をした．また，凧を用いた実験で，雷が電気であることを明らかにしたことでも知られている．

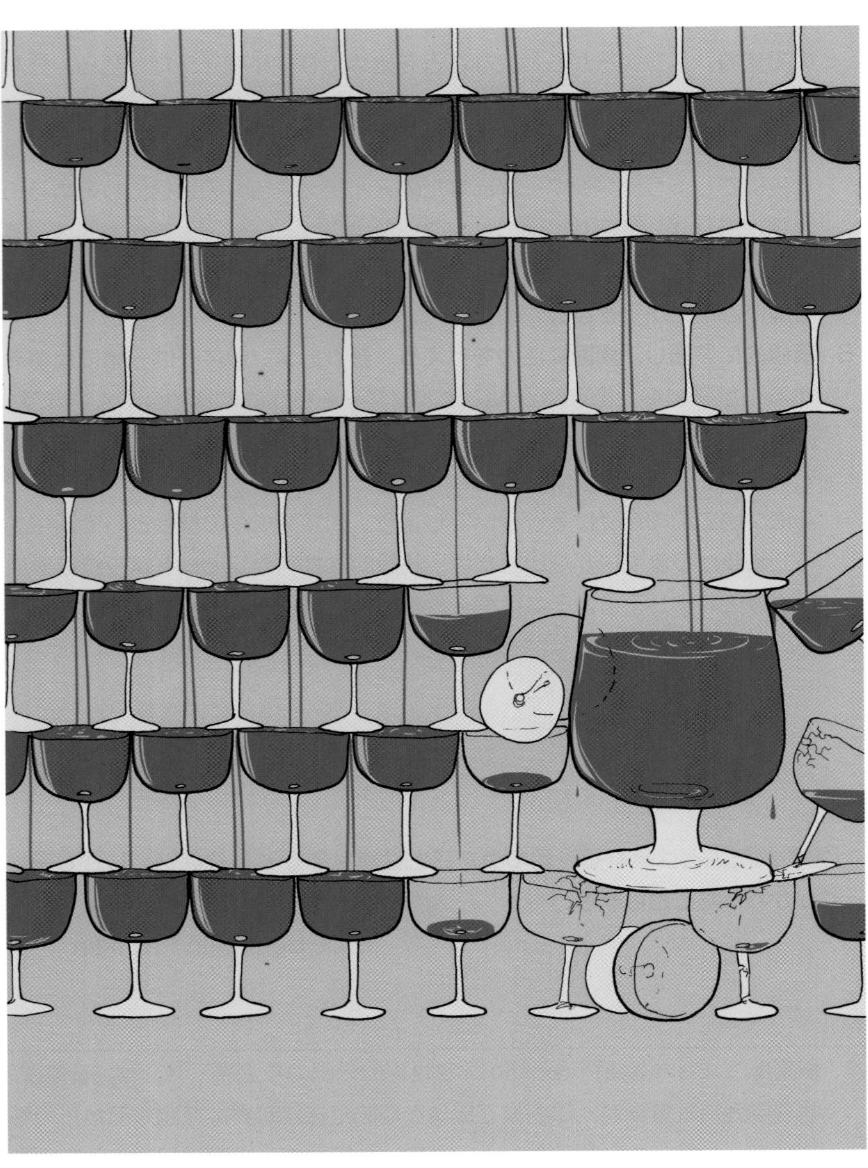

13 メンターシップでの不正をしない Avoid Mentorship Malpractice

良いメンターになる方法については，これまでにも多くのことが書かれてきたと思います．しかし，メンターの悪い見本となる言動についてはほぼ書かれていないです．というのは，メンティーはその上下関係において弱い立場に置かれるために，「メンターシップの中でのメンターとしての言動」について本当に気をつけなければならないのです．組織の若手がメンタリングの最中に受ける経験を監視することもリーダーとしての皆さんの仕事の一つです．メンターシップの問題行為については 2 つのタイプに分類できます．

下記の能動的な問題行為と受動的な問題行為です．

A：能動的な問題行為とは？

この種の問題行動はかなり露骨であるため，通常容易に発見することができます．例えば，メンターがメンティーのアイデア，プロジェクト，資金を自分の手柄に横取りするなどですね．そして，メンティーは気づかないうちに自ら好んで「自分の手柄」を放棄していることもあります．あるいは悪いメンターは成果の低い，学業以外の仕事や活動を与えることによって，メンティーの成功を邪魔することも考えられます．例を挙げると，メンティーに利益をもたらさないプロジェクトに関与させたり，自分の個人的な用事を依頼したりする．

このような問題行為はメンターメンティー関係を解消させなければなりません．リーダーとしてのあなたの役割は，メンティーが新しいメンター（経験豊富で，信頼できて，成功している指導者が理想的です）を見つけるのを全力で助けることになります．

B：受動的な問題行為とは？

受動的な問題行動は，メンターがすべきことをしないことが特徴です．問題は徐々に進行し，より微妙で，認識しにくくなります．例えば，メンターが「忙しすぎて」対応できないことで大事なプロジェクトを停滞させ，進路の妨げになってしまっていては，メンティーの生産性は低下しますよね．また，メンターが対立や衝突を嫌うあまり，必要な会話や交渉が行われないこともありえます．

最後に，これはアカデミックな医学の世界でよくあることなのですが，メンターは世界中を飛び回るのに忙しく，メンティーと充実した時間を過ごすことができない場合もよくあります．メンティーにとってはイライラするかもしれませんが，このような場合であれば必ずしも乗り越えられないものではなくて，メンタリングをチームで行ったり，フランクな関係を作ったり，代わりとなるコミュニケーションツール（携帯，ビデオ会議，定期的な電話会議）によって，これらの関係を修復することもできますから．

まぁ，どのような仕事上の人間関係でも起こりうることですが，メンターとメンティーの関係でさえも停滞したり，脱線したりすることもあります．コミュニケーションが途絶え，業務上のさまざまな事情が邪魔をして，関係がうまくいかなくなることももちろんあるでしょう．

リーダーとしての皆さんの仕事は，組織の中のメンターたちに問題行為をさせないようにすることです．また，問題が発生したときにメンティーが問題を解決し乗り越える手助けをすることが重要になってきます．

"Only the foolish would think that wisdom is something to keep locked in a drawer. Only the fearful would feel empowerment is something best kept to oneself, or the few, and not shared with all."

「愚かな者は，せっかくの知恵を自分の引き出しにしまっておくものだと考える．恐れを抱くものは，力をつけるのは自分だけ，または少数の者だけにしまっておいたほうがよく，すべての他人とシェアしないほうがいいと感じるものだ．」

—Rasheed Ogunlaru *—

* 編集部注：Rasheed Ogunlaru；人生やリーダーシップの指導者として講演や著述で英国で活躍中．彼の唱える「become who you are」というアプローチは人生，職業，人間関係そしてビジネス界の人々に影響を与えている．

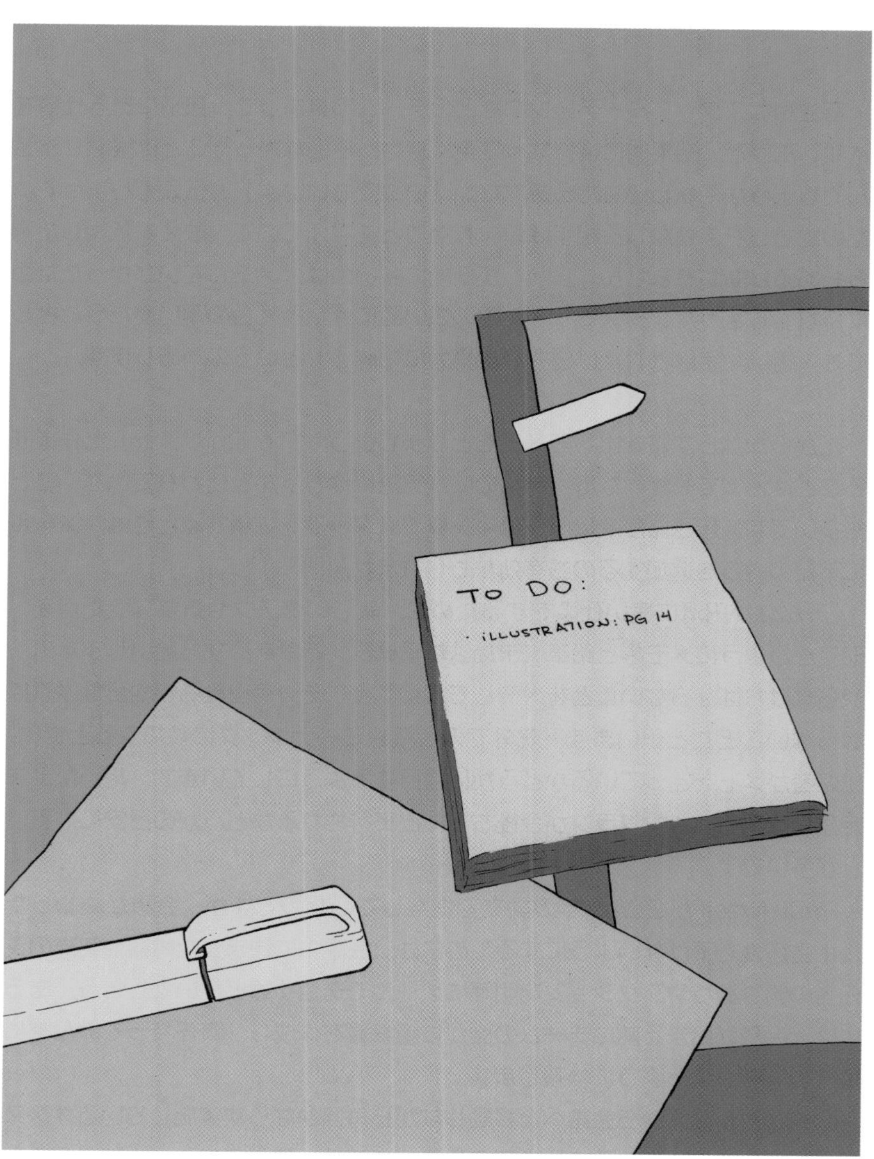
TO DO:
· ILLUSTRATION: PG 14

14 メモを取る Write It Down

皆さんはスタッフミーティングなどのチームの集まりで，部下にある仕事を依頼したけど，結果的に後になって全く終わっていなかったことは経験しませんでしょうか？もしかしたらあなたが「いつでもいいよ」と伝えてしまっていたのかもしれませんし，相手は頼まれたことを覚えていて，敢えて無視した場合もあるかもしれません．しかし圧倒的に多いのは，メモしていなかったために忘れてしまったケースです．中国の古い諺に「たとえ色の薄い墨だったとしても，書いた字はどれだけ優秀な記憶力にも勝る」というのがあります．

だからかならず書き出してメモをとりましょう．「To Do リスト」を作成することはとっても簡単な解決策なのに，実際にはちゃんと使われていないことも多いです．皆さんが次にミーティングでスタッフを招集するときは，メールに下記の内容を追加するのも有効かもしれません．

「みんなが円滑に良い仕事をするために，新しいタスクや重要な変更点をメモできるようにメモ帳と鉛筆（または電子機器）持参を必ずお願いします．」

やらなければならないことをメモしておくことこそ，毎日誰もがやらなければならないことだと思います．院外での会議やミーティングに参加するときは，出席者がメモをとっているかどうかに注目するようにしています．だいたい決定事項やアクションプランが今後ちゃんと実行されるかどうかの目安になることが多いです．

Paul Axtell が 2015 年の論文で提案していたのですが，会議が終わった後に生産性を下げないようにするためには，会議中に決まった内容や実際の責任者の割り振りやアクションを明確にメールで送信すると良いでしょう．あるいは，会議が始まる前にチームの誰かに議事録を作成し，責任持ってみんなに連絡してもらえるように依頼します．

われわれが会議から会議へと移動しながら毎回かならず実施しているオススメな方法があります．それは全ての重要なメモは一箇所のファイルに必ずまとめること，また「To Do リスト」はチェックボックスを横に作成して，終了したらチェックする必要があるように作成しています．

"We don't like checklists. They can be painstaking. They're not much fun. But I don't think the issue here is mere laziness…. It somehow feels beneath us to use a checklist, an embarrassment. It runs counter to deeply held beliefs about how the truly great among us – those we aspire to be – handle situations of high stakes and complexity. The truly great are daring. They improvise. They do not have protocols and checklists. Maybe our idea of heroism needs updating."

「私たちは，チェックリストが好きではありません．面倒くさいし，面白くない．楽しくもなんともない．でも，ここで問題なのは，単なる怠け心だけではないと思うのです．…チェックリストを使うのは，何となくどこか申し訳ない気がするし，恥ずかしいことのように感じるのかもしれません．それはわれわれがそうなりたいと願う偉大な人たちが，高いリスクと複雑な状況をどのように対処するかについて信じ込んでいること，つまり偉大な人たちは大胆に，即座に，プロトコルやチェックリストもなしにやってしまうという考えに反するからです．私たちが考えるヒロイズムは，そろそろアップデートが必要なのかもしれません．」

—Atul Gawande *—

* 編集部注：Atul Gawande：アメリカの外科医，著作家，公衆衛生研究者．ボストンのブリガム・アンド・ウィメンズ病院で一般外科学と内分泌外科学を担当している．ハーバード大学公衆衛生学部の健康政策・管理の教授であり，ハーバード大学医学大学院の外科学教授でもある．

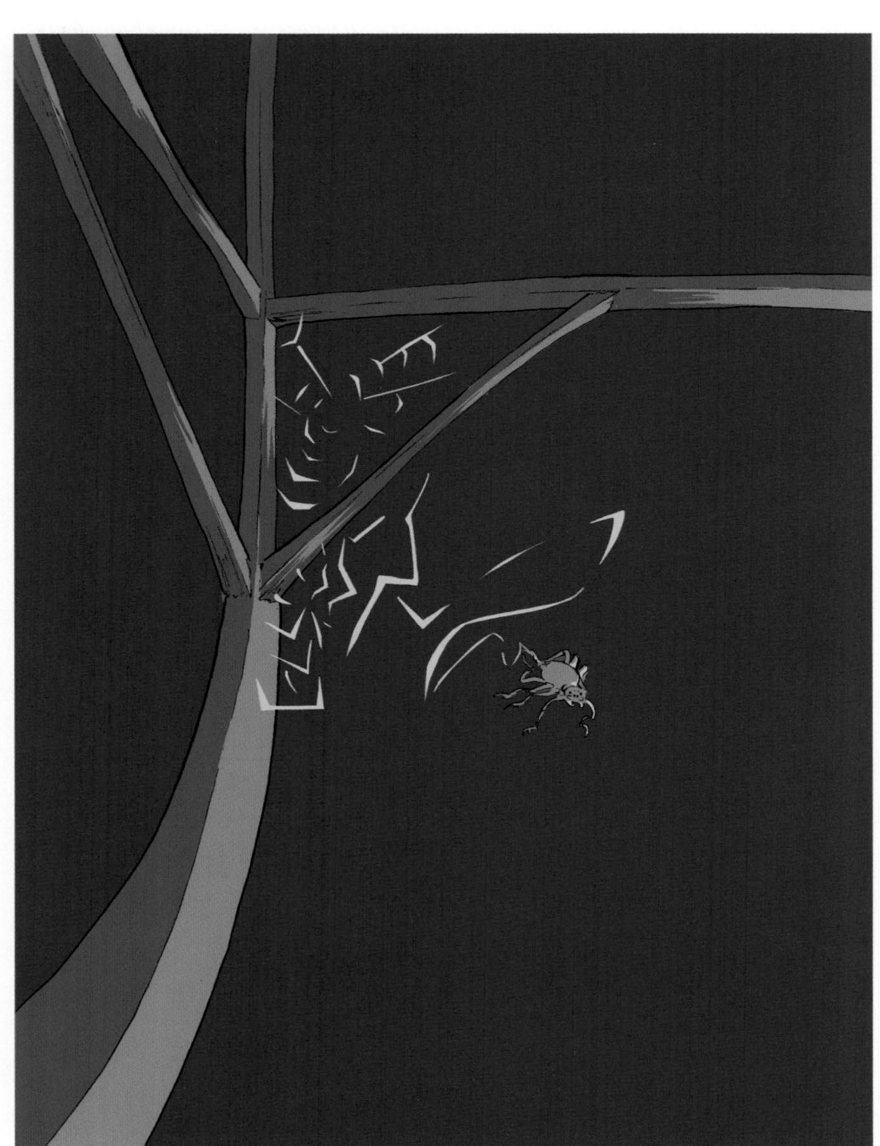

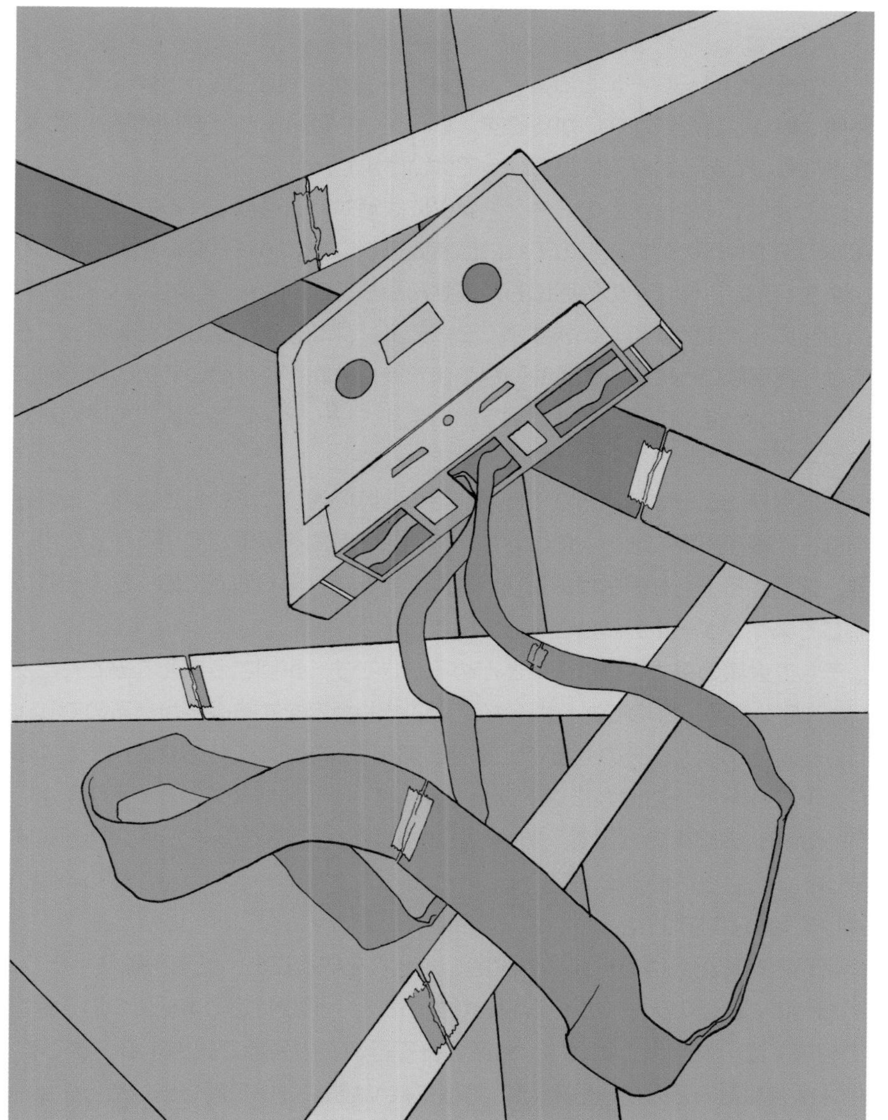

18 時間管理を徹底する Watch the Clock

医療現場のリーダーにとって，時間は最も貴重な資産です．簡単に言うと，時間は取り返しがつかないからです．リーダーも職員にとっても時間がいかに貴重なものであるか絶対に見くびってはいけません．

例えば，上司や役員とのミーティングには絶対時間通りに来るのに，自分の所属の部下やその他の人とのそれには時間通りに来ないリーダーをよく覚えています(苦笑)．皆さんの周囲にもいませんか？この「わざと遅刻してくる態度」は周囲に必ず察知されていますよ！ミーティングに必ず10分ほど遅刻してきては，滑稽なことに到着するやいなやまず彼らは謝って，聞いてもいないのにどうでもいい遅刻の理由の言い訳を始めます．リーダーである皆さんは絶対にこのような振る舞いをしていてはいけません．

有能なリーダーは時間通りに仕事を始め，時間通りに終わらせます．この習慣は，仕事を順調に進めるだけでなく，他人の時間を尊重しているからなのです．遅刻する正当な理由がある場合は，できるだけ早く周囲に知らせ，それに応じてスケジュールを調整してもらいましょう．

そして会議の長さは最小限にとどめるべきです．毎回こう考えてみてください．15分で十分なのであれば，なぜ30分も会議をする必要があるのでしょうか．あるいは，5分の会議で十分だとすれば，なぜ15分の会議を予定するのか？ 15分で済む面談には20分も使ってはいけないのです．2013年の「Forbes」の記事の冒頭で，Victor Lipmanは「読者の皆さんは会議が短すぎるということへの不満を聞いたことがありますか？」という目が覚める問いかけで始めていました．

議題と時間配分はあらかじめ設定し，それを守ること．話を脱線させたり，参加者にも議題のテーマから逸脱させないこと．何か特定の事柄について追加で相談する必要がある場合は，会議の後で行い次の会議で報告するべきです．例えば参加者の2人が，他の人には関係ない話題について話し出したら，リーダーである皆さんはその話題を棚上げにして，2人には別の機会で話し合うように頼むのです．

皆さんは会議の前に必ず準備をするべきです．そしてメンバーやスタッフにも同じようにするよう勧めるのですね．会議での良いロールモデルになること．これは，患者と接する機会の多い医療現場では本当に重要なことです．効率的で生産的な会議を，限界ギリギリの短時間で行うことで，その分を患者への対応に集中することができるからです．

毎回，分単位に注意を払えば，節約できた時間は後から必ず大きな塊の時間となってかえってきます．そして，結果として皆さんによって救われる命もまた増えることでしょう．

"Beginning of a great day begins a night before."

「素晴らしい一日の始まりは，前夜に始まる．」

—Sukant Ratnakar *—

＊ 編集部注：Sukant Ratnakar；人間行動の微細な観察と組織論の論客．Change Management, White Space Thinking, Energy Management, Perspective Thinking, それに Organizational Culture などに関する著書がある．

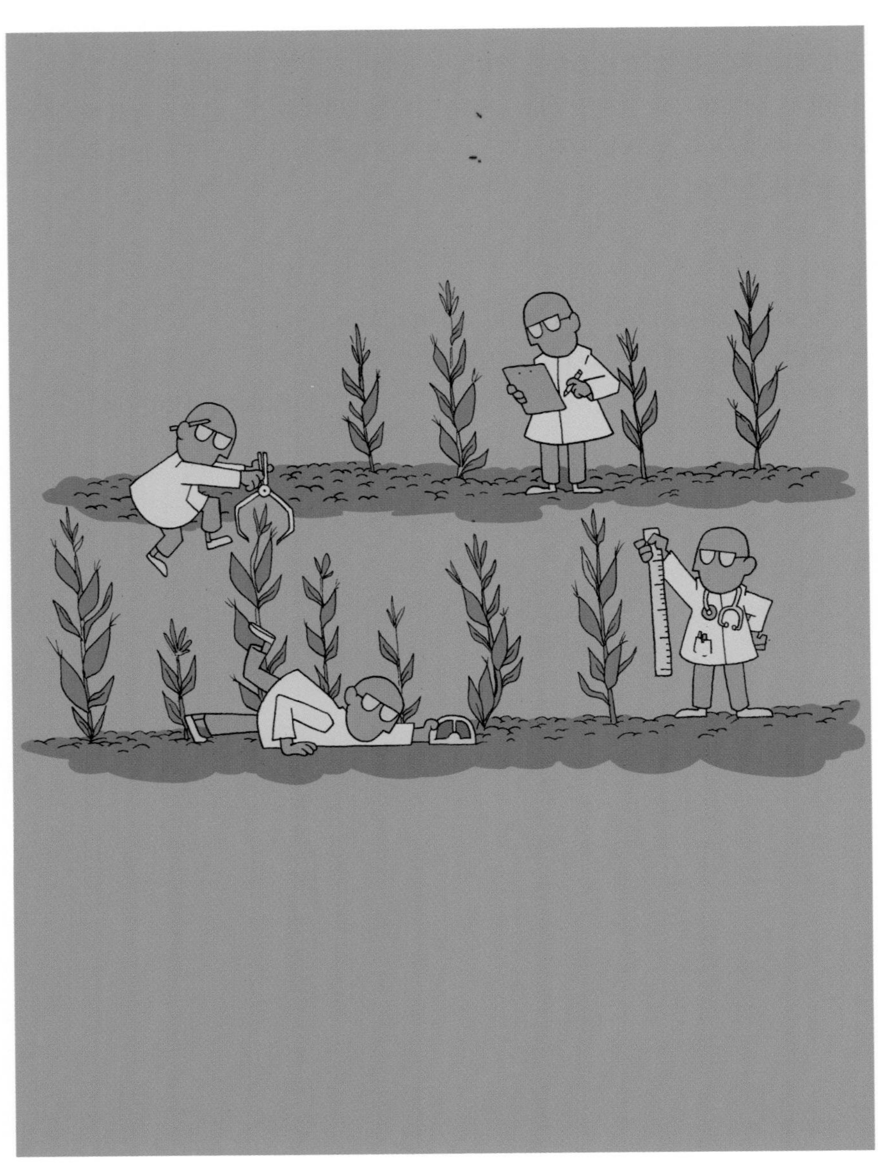

19 データはリーダーを救う Let Data Set You Free

人の行動を変えることは極めて難しい作業です．しかし，確固たるデータを用いれば周囲の行動変容を促すことがかなり簡単になります．これは医療の現場で医師や看護師の行動を変えようとする場合に特に当てはまります．

2010年にRay Williamsが「Psychology Today」に発表した論文では，医療現場のリーダーは組織変革を効果的に進めるために，行動心理学と脳科学の知識と教訓を体得し応用する必要があると訴えました．現実的にはスタッフの考え方や振る舞い方が変わらなければ，絶対に組織の変革は起こらないといえます．そしてスタッフが行動を変えてくれるのは，その変革の要点を理解し，心から納得している場合のみです．そこで，様々のデータこそが皆さんを助けてくれるようになるのです．

例を挙げてみましょう．皆さん身近な例として，不必要な尿道カテーテルが留置されていることが多く，結果としてカテーテル関連尿路感染症（CAUTI）の発生率が本来よりも高い病棟で考えてみます．

まず，スタッフにこれは本当に問題であると納得してもらう必要があります．そのためには，医療行為の経過つまりプロセスデータ（例えば，不要な尿道カテーテルの割合）やそれに伴う結果，アウトカムデータ（カテーテル関連尿路感染症の発生率など）が，ベンチマークとしての標準的な基準値（または期待値）よりも悪いことを示しましょう．これは極めて有効な方法です．

次に医学雑誌に掲載された質の高いエビデンスを提示します．本来，自分たちの施設での理想的な状態と，その病棟で現在行われている実際との間に，どのようなギャップがあるのかを強調するのです．この例では，不要に留置されていることを連絡する取り決めや，看護師主導で中止の判断を行うなどの，カテーテルを確実に抜くためのルールを決めておくとよいでしょう．

最後にこの新しい取り組みが実施され始めたら，プロセスおよびアウトカムに関するフォローアップデータを数字で示し，改善できたことによる長所をアピールするのです．

このようなフォローアップのデータも提供することで，異なる部門間同士の比較も可能になり，いい意味で健全な競争が生まれ始めます．結局のところ，医療の世界って誰も２番手にはなりたくないのですね〜.

もし，あなたの病院で，さまざまな人からの反発があって，やならなければいけない取り組みを始めることが難しい場合は，正式に始めるのではなく，まず「お試し期間」で始めてみるとよいでしょう．少なくとも患者のためになるだろうことをチャレンジすることに，誰が反対するでしょうか？その試験的な取り組みの中で，着々と確固とした改善されていくデータを収集するのです．

そのデータから導かれた結論は皆さんが成し遂げたい変革をもたらしてくれると思いますよ．

"In God we trust, others must provide data."

「必要なのはデータで，そのあとでわれわれはそれを受け入れるのだ．（科学的なデータがあれば受け入れよう）」

—Edwin R Fisher *—

＊ 編集部注：Edwin R Fisher；ピッツバーグ大学医学部病理学教授．この言葉は1978年米国下院の喫煙小委員会「非喫煙者への喫煙の影響」公聴会での彼の発言．

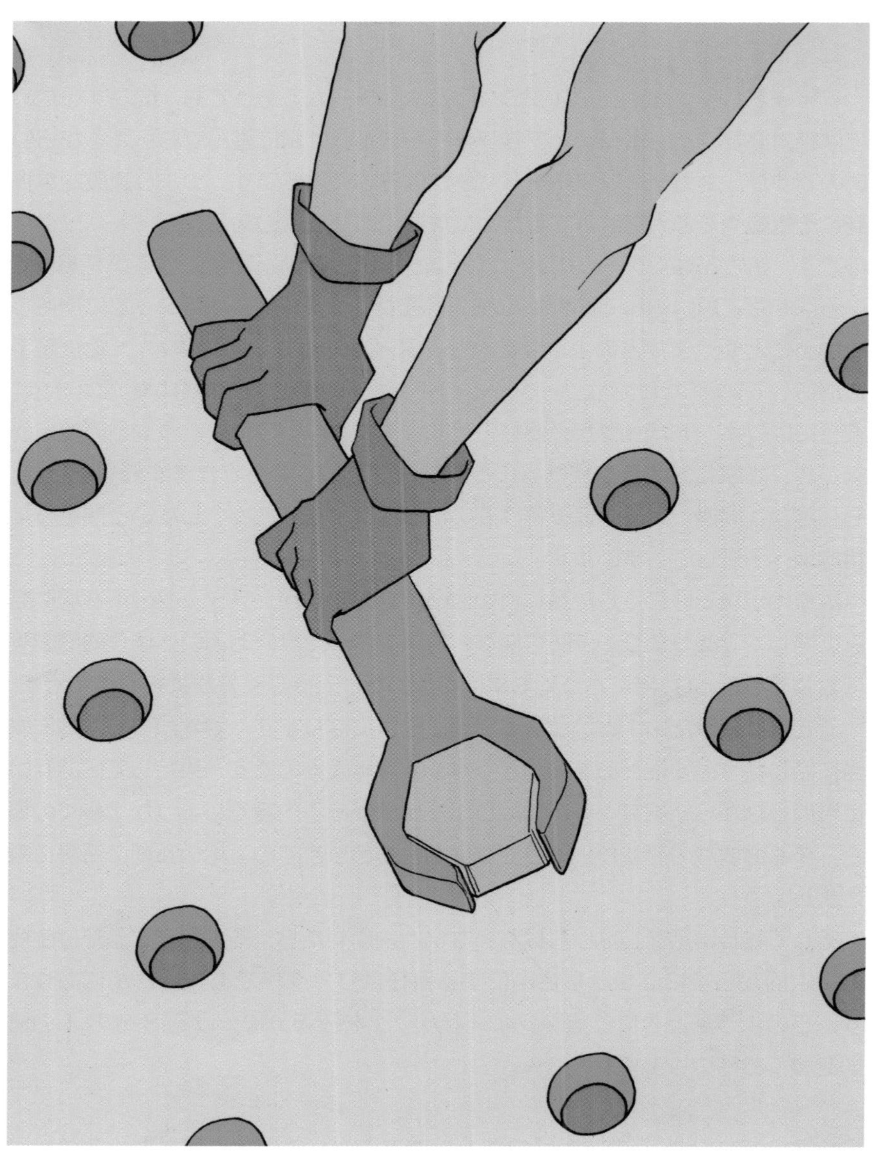

20 言いたくないことを伝える Embrace Difficult Conversations

フィードバックは，どんなプログラムや，チームであっても，成功するためには絶対必要です．ポジティブなフィードバックは常に喜んでもらえるからいいのですが，ネガティブフィードバックは難しく重要です．つまり建設的な批判こそ組織やその人を改善するために重要であり価値のあるフィードバックなのです．皆さんは，チームのメンバーはどういう行動が問題になるかを知っているはずだと思い込んでいませんか？組織やリーダーたちがスタッフに期待していることや，またどのようなことがマズイか知っているはずと，“ただ勝手に期待している”だけではリーダーとしてフェアなやり方ではないと言えます．彼らにはフィードバックが必要なのです．それがないのに，どうやって彼らが気づき，省察し，改善し続けることをリーダとして期待できますでしょうか．もし誰かが間違った道へ進み続けていたら，フィードバックしないと間違った目的地へ到着してしまいます．

医療の現場ではこうした話し合いは必要なのですが，スタッフの不適切な発言に関してであったり，予防可能な医療事故だったり，あるいは倫理的問題等に言及することは，誰にとっても単に難しいだけではなく骨が折れる作業です．

できれば避けたい！という誘惑に負けそうになります．ですから，冷静に本当に話し合う必要性があるのかどうかをまず考えるのです．果たして，お互いに苦悶しながら結論をどうにか絞り出す価値がある内容でしょうか？多くの場合，まぁ必要なのですが，そうでない場合もありますので始める前に冷静に考えましょう．

そして難しい話をしなければならないと決断したら，それができるだけ生産的で次回から役に立つ話し合いにする責任はリーダーである皆さんにあります．このようなときにこそ，フィードバックを三等分に分ける３分の１の法則を強くお勧めします．

① 最初の３分の１の時間：起こった事実に対して忠実に話を進めるのがベストですが，このとき過去のことにまでこだわって言及しないように気をつけます．

② 次の３分の１の時間：その事案が発生したことを受けて皆さん自身がどのように感じたか，そして相手がその状況についてどのように感じているか丁寧に傾聴します．

② 最後の３分の１の時間：これからどうするべきかを相手と一緒に考えることに使います．相手の悪いところを指摘するだけでは不十分で，どうすれば改善できるかを提案することこそ重要なのです．さらに，できるだけネガティブフィードバックや建設的な批判は，普段相手がうまくやっていることも含めた大きな議論の中の一部としてのみ伝えるべきです．伝えなければならないときは，できるだけ優しく心穏やかに，一人の人間として個人的な非難や侮辱を一切含ませずに話してください．ここで強調すべきなのは，その人自身を問題にするのではなく，その行動に対してフィードバックするべきです．

皆さんのチームでも，あなたが話した内容をすべて覚えているわけではありませんが，あなたが話してもらったときの感情は覚えているはずです．逆に，有能なリーダーこそ，難しいフィードバックをしたときの自身の感情面の動きを忘れることはないでしょう．率直になんでも言うことは大切ですが，優しさのない素直さはただ残酷なだけです．

最後に，忘れないでください．褒めるときはみんなの前で，厳しいことを言うときは誰にも聞かれないところで行うのです．

"Leaders relentlessly upgrade their team, using every encounter as an opportunity to evaluate, coach, and build self-confidence."

「優れたリーダーは，あらゆることを評価や指導，自信を持つためのチャンスとして，徹底的にチームをアップグレードする．」

—Jack Welch *—

＊ 編集部注：Jack Welch：米国の実業家．1981 年４月から 2001 年９月までゼネラル・エレクトリック社の CEO を務め，そこでの経営手腕から「伝説の経営者」と呼ばれた

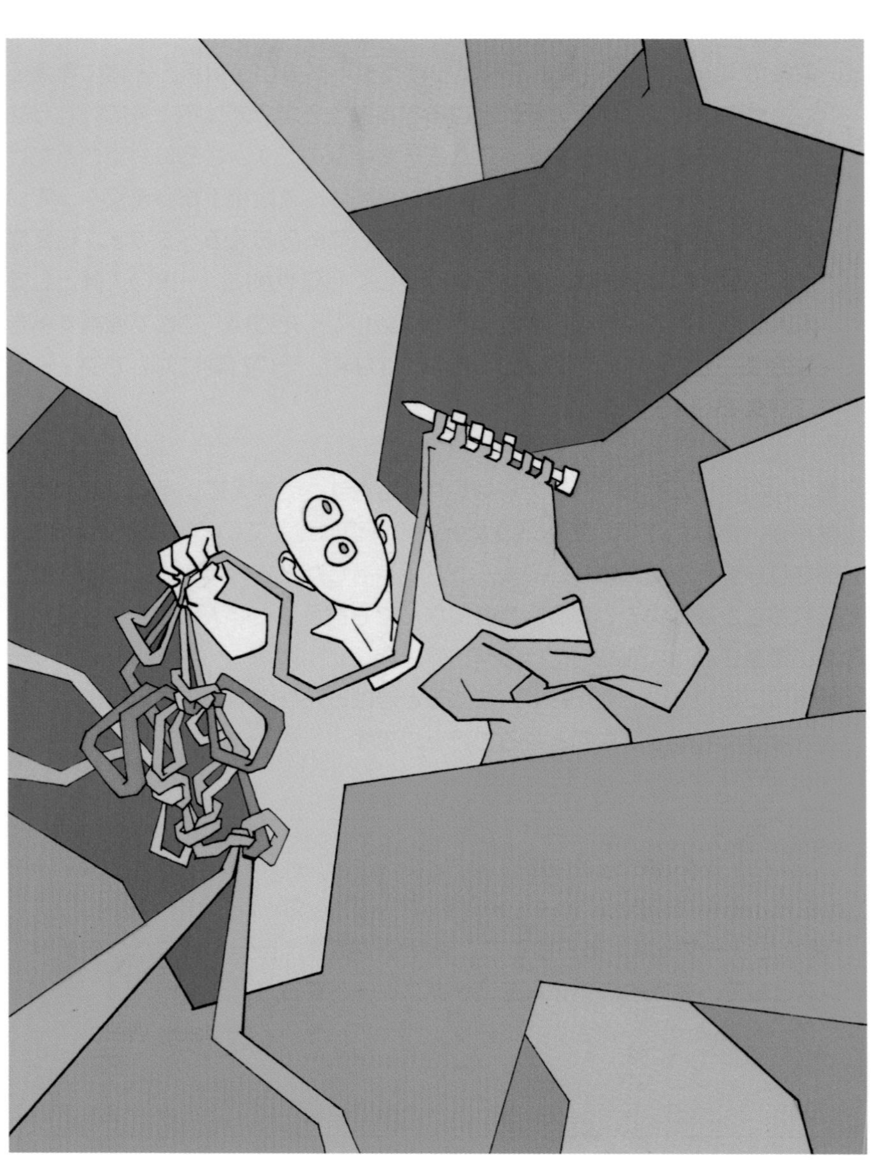

21 意見の違いを歓迎し，無駄に争わない Encourage Disagreement; Discourage Conflict

強いリーダーは，自分の決断に全員が賛成するわけではないことを知っています．反対意見を言わせない文化を作るのではなく，反対意見こそ歓迎し，その違いの背景にある本質的な原因を成長のための機会として利用するべきです．一方で，優れたリーダーであればあるほど，あからさまな対立を避ける傾向があります．なぜかというと，往々にして対立は有益ではないことが多いけれども，建設的な意見の違いは大いに役立つからです．

話をわかりやすくするために，次のような状況を思い浮かべてみてください．

皆さんがリーダーを務める会議で，ベテラン医師（大学病院）でも夜間の勤務をするべきか？夜勤のシフト数について議論しているとします．いや，この話題は揉めに揉めますよねえ．夜勤が好きな人などいないし，ましてや，誰かに夜勤をするようにと命令されるのはどんな人だって嫌だと思います．あるベテラン医師は激しく怒っているように見えました．リーダーである皆さんは，この怒りの感情を表出している人を無視したり，感情を逆撫でするのではなく，このように伝えました．「先生は大反対のよう見えますね．まだ発言があまりございませんが，ぜひ今考えてらっしゃることを皆さんに話してくださいませんか？」

ベテラン医師は少し躊躇しながら勇気を出し発言します．「もちろん，私も自分の役割を果たしたいですよ．だけど，明らかに他の人よりも夜勤をしていない人もいますよね！もし，夜勤のルールを作るのならば，みんなに平等に適用すべきではありませんか？」

そのベテラン医師の意見は実に正しくて，もちろん正当な理由もあった人もいますが，特定の人たちは確かに夜勤から逃げているのか，夜に働いていないことがわかりました．その意見がきっかけとなって，オープンに活発な意見交換が行われました．もし，その会議のときにリーダーが怒っているその人の意見を引きださなかったら，この重要な問題は議題に上がらず，メンバーとリーダーとの間の大きな溝ができたままになってしまっていたでしょう．リーダーに対して疑問や反対意見を言えないようにメンバーが感じてしまうと，その不安はどんどんとチームを侵食し大きくなっていくのです．そして，いつの日か，リーダーへの不満は例えば突然に退職するなどの決定的打撃となって返ってきます．

異なる意見や議論を強く推奨するもう一つの理由は，物事が決まり，実行に移す前に，本当にうまくいくかどうか最終チェックとして有効だからです．もしリーダである皆さんが間違った方向に進んでいたのであれば，誰も何も助言してくれなければそのまま突っ走ってしまいます．イギリスの哲学者 John Stuart Mill は「自分側の事実だけを知っている者は，ほとんど何も知っていないのと同じである」と書いています．異なる意見があるということは必ず複数以上の側面を考慮すべきであるということだとも言えるのです．

このような議論の場合には自分を厳しく律することが大切です．われわれのルールとして，意見が対立しているときにこそ次のことを必ず思い出すようにしています．第 1 に，自分が間違っていると気づいているように傾聴すること．第 2 に自分が正しいと信じているように話すことです．また素晴らしい戦術というのは敵を作らずに主張を通すことである，つまり戦わずして勝つのです．

“Honest disagreement is often a good sign of progress.”
「正直な意見同士の違いは，進歩の良い兆しである」

—Mahatma Gandhi *—

---

* 編集部注：Mahatma Gandhi；インドのグジャラート出身でユニヴァーシティ・カレッジ・ロンドンで学んだのち弁護士となった，宗教家，政治指導者である．インド独立の父．「マハートマー」とは「偉大なる魂」という意味で，インドの詩聖タゴールから贈られたとされるガンディーの尊称である．

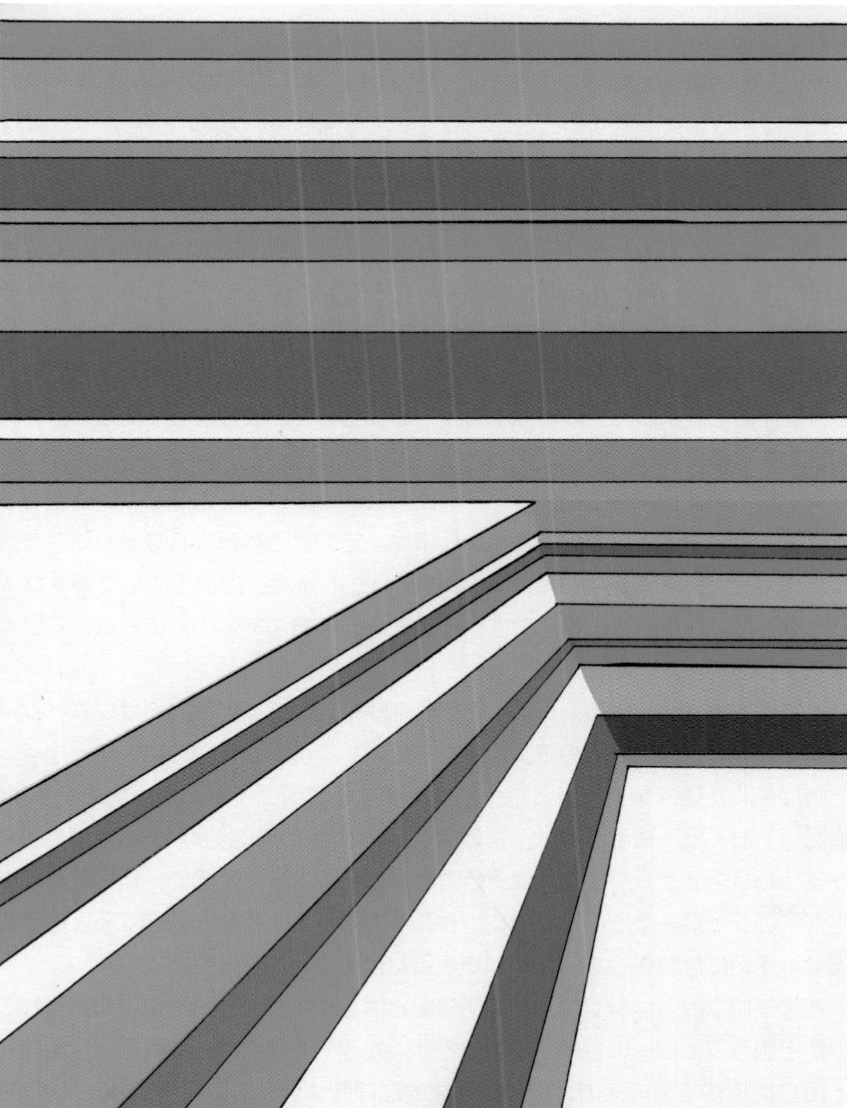

22 正しく突き抜けた人材こそ最大の味方 Positive Deviance Is Your Friend

チームの効果を最大限に発揮させるためには，ポジティブな良い人材や能力を見つけ，うまく活用することがコツです．今回は良い方向に突き抜けた人材の重要性について解説していきます．

Positive Deviance（ポジティブな逸脱者）という概念に当てはまる人がいます．実はこの人たちは行動力があり，社会や組織の変革に向いている突き抜けた人材です．皆さんの眼にも周囲の人とは全く違ったタイプの人に見えるはずです．周囲の人と全く同じ問題や課題に直面しているにもかかわらず，たとえ型破りでも新しく優れた解決策を見出すことも多く，成功するためには自ら行動をおこすように見えるはずです．思い出してみましょう．例えば皆さんのどんな組織にでも，優秀な医者とか，優秀な看護師というタイプの人がいるはずです．組織レベルでいえば，良い部門もあればどうしようもない部門もあるはず．リーダーとしての皆さんの仕事は，そのような類まれな優秀な突き抜けた人 (Positive Deviance) を見つけ出し，彼らがどのようにして優秀な人材になったかを突き止めるのです．そして，その方法を他の人にも広めていくのですね．

1 つ例を挙げましょう．以前，循環器，腫瘍内科，感染症などのサブスペシャリティを専門とする内科のフェローたちに対して，1 か月間のローテーションで特に優れた臨床業務を行った人に表彰をするプログラムを始めたのですね．追記しておくと，重要なのは，指導医クラスでは新規の診察があるたびに報酬が支払われますが，フェローはそうではないことです．なので，研修医や医学生がこのフェローたちに電話でコンサルトをしたり，診察を依頼するということは，給料には関係しない仕事が増えるだけのことを意味します．

このプログラムはシンプルで，研修医と医学生視点で，最も良い対応をしていたと思うフェローに投票するだけです．投票できるのは，これらのフェローと直接交流する最前線の人だけ．金銭的な報酬は地元の商品券 3000 円程度という些細なものだったのですが，金銭以外のメリットはとっても大きかったのですね．例えば，診療部門長にその良い行いを認識してもらって表彰はされるし，額ぶちに入ったきれいな賞状や，教授との簡単な個人的なお祝い会など，医師個人として評価される大きな価値であったとも言えます．その驚くべき効果は，表彰されたフェローは感謝されてよかったと心から感じただけでなく，その後所属する全てのフェローの行動が改善されていったのです．このように，ほんの少しの競争はプラスに働くことが多いと言えます．

Pascale と Sternin が 2010 年に発表した著書の中で，正しい方向に突き抜けたある人の実例を挙げています．Sternin は小児栄養失調，新生児死亡率や疾病率の減少，抗生物質耐性菌感染症の感染対策に及ぶまで，あまりにも幅広い分野で劇的に組織を改善させていった実例を紹介しています．「突き抜けた人材というのはどんなところでも輝くことができる逸材」なのです．

実は真に優れた医療現場のリーダーは，決まってこのポジティブな逸脱者であるとも言えます．周囲の人は，彼らを信頼していますし，尊敬して憧れるからこそ，彼らについていこうとします．ハリウッドの経営者，Jeffrey Katzenberg は「リーダーシップがあるということは，フォロワーがいるという事実であり，フォロワーがいてこそのリーダーである自分だ」と述べています．リーダーのフォロワーの質はリーダーがフォロワーに対してどれだけ尊重しているかに直結しています．大切なのは相手がどれだけリーダーである自分を尊重してくれているかではないのです．皆さんがどれだけチームメンバー，スタッフなどのフォロワーをリスペクトしているか，それがすべてなのです．

組織の中でポジティブな逸脱者，つまり突出した逸材をいち早く見つけ，その全てに報いることで，お互いへの尊重はより具体的なものになっていくでしょう．

"Deviance is in the eye of the beholder."

「逸脱しているかどうかは見る者の目の中にこそある．」

—出典不明—

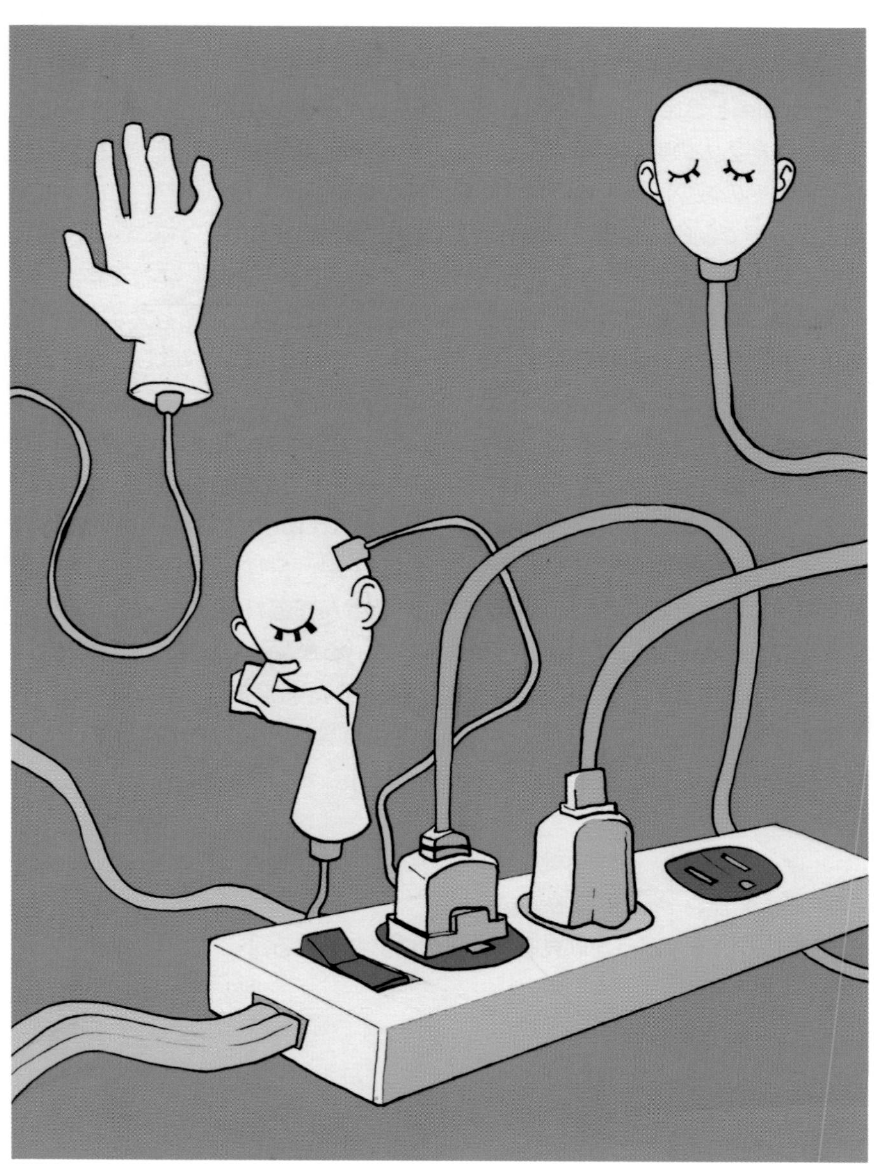

23 ストレスを利用してパフォーマンスをあげる Use Stress to Enhance Performance

ほとんどの医学生は生理学の基礎でフランク・スターリング曲線について教わります．横軸に循環血液量，縦軸に心拍出量をとった逆U字型の独特な曲線は，循環血液量が心筋の伸展・収縮へ影響と心臓の機能を説明する有名なものです．循環血液量が少なければ，伸展も収縮も少なくなり心拍出量も十分ではなくなります．血液量が多すぎて，心臓がパンパンで心筋が伸びすぎると心不全になります．血液量と心筋の伸展収縮性が適切である状態こそが，心機能は最高であり，心拍出量も最適であると言えます．

実は，この生理的な原理は，心機能と同様にリーダーシップのパフォーマンスにも当てはまります．リーダーは常に進化を追い求め，最適な伸びしろを追求し，変化を喜んで迎え入れることを学ばなければなりません．言い換えれば，完全に快適で楽な状況に有能なリーダーが佇んでいてはならず，有能なリーダーには常に適度なストレスが必要です．そう考えれば，人手の問題，年度末の決算の問題など，ほとんどの医療現場のリーダーが毎日対処しなければならない新しい課題は全て最良のパフォーマンスを発揮するための適度なストレスとして考えることができます．気持ちはわかりますが，これらのちょっとした不快感すらもリーダーとして受け入れることで，視野を広げ，将来的に何が組織全体にとってベストなのかを考えるようになるでしょう．

適度なストレスが最大のパフォーマンスをもたらすという力学的な関係は，一般の職場でも，メンティーとの関係でも，学生指導でも全てに当てはまります．実際，有能なリーダーたちはこのバランスをとてもよく理解しており，メンバーひとりひとりがやりがいを感じられるようにストレスの度合いを調整することをしているはずです．例えば，私たちがよくやることには，メンティーたちには定期的によりレベルの高いジャーナルや，大きな研究助成金を目指すように課題を設定させています．これは，快適だけど成長しにくい安全な場所から外へ出るように仕向けているのです．

例えば，病棟での指導も，この原則が当てはまりますね．みんながリラックスしすぎていると，ほとんど誰も学べなくなりますし，メンバーはただ自己満足に陥ってしまいがちです．逆に，懲罰的なダメ出しは学習者に恐怖や不安を与えるので良くないです．心理的安全性が低い場合は，学習効率がかなり落ちるのです．医療者としての学びと患者へのケアをどちらも最適化するためには，リーダーとしてチームに適度なストレスを与えることを目標にすると良いでしょう．例えば，優れた指導医は，常に自分の患者については熟知しながら，レジデントやフェローよりも少しだけ多くのことを知っているように振る舞うことで，チームは常に警戒心を持ちながらも，安心して仕事をすることができるようになります．これは，優れたリーダーとして皆さんはどうマネージメントするべきか考える機会です．まだ上手にストレスを利用していないのであれば，ぜひやってみましょう．チームのためにストレスが生み出す適度な圧力は，皆さんの現場で必要なことなのかもしれません．

"Pressure makes diamonds."
「圧力がなければダイヤモンドはできない」

—George S Patton Jr. *—

* 編集部注：George S Patton Jr.：米国の陸軍軍人．モットーは「大胆不敵であれ！」

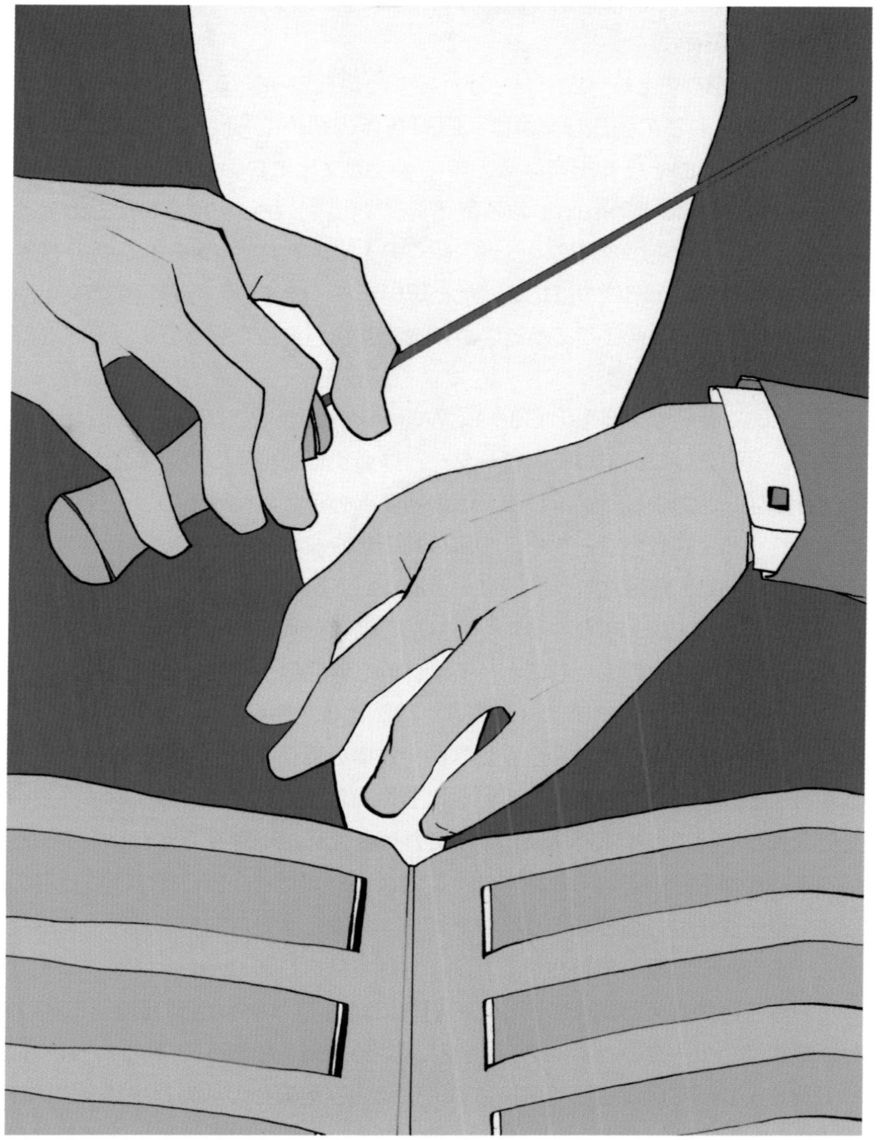

24 カルチャーを創るのは自分 You Create the Culture

「どんな組織の文化も，リーダーが許容する最低ラインの行動が基準になって形成される.」この強烈な文章は，2015年の初めにSNSで話題になっていたものです．おそらく出典はその年に学校の文化について記されたSteve GruenertとTodd Whitakerの名著「学校文化論」から引用されたものだと思います．この名言が教育関係以外の多くの人にまで共感を呼んだのは，リーダーと組織の文化を結びつけたことだと思います．つまり，その組織の文化が悪ければリーダーの責任であるということですね．そしてもちろん，それを解決するのはリーダーです．

さて米国で有名な実業家のGarr S. Williams Jr.が2015年に「LinkedIn」で面白い投稿をしていまして，リーダーとは必ずしも組織の頂点に立つ人たちだけではないと力説していました．どの組織にも正式な役職上のリーダーがいる一方で「非公式な」リーダー，つまり肩書きや役職に関係なく，組織内でよく知られていて，尊敬され，周囲に一目おかれている人がいるはずです．その人たちは，他の人があまりやりたがらないことでも積極的に行いますし，一緒に働く人たちや周囲の人たちにとって全体的な雰囲気や印象を作り出してくれることがよくあると思います．例えば，毅然とした態度で自分の意見を述べ，悪い問題や行いを見て見ぬ振りをしない．物事を真正面から取り組むので，そうすることが組織の声を代弁しているとも言えます．このような人材は，良い文化を作っていこうとする組織にとってかけがえのない存在です．リーダーとして皆さんが活躍していくためには，このような人たちからこそ学ぶべきなのです．リーダーは「積極的にリスクを取り，人々と十分な対話を続け，あなたのチームを可能な限り成長させて」いかなければなりません．

正直なことが言える文化は皆さんの組織に対して，内外からの評価に直接つながります．リーダーとしての皆さんに対する評価や組織への評判は，往々にして皆さんが居ないところで会話されている内容そのものなのですね（ついでに患者も同様です，笑）．そして，職員が自分の仕事や組織に対して情熱や思い入れがなく，情熱もなければ，結果はあまりにも明白です．

部下やメンバー（そして模範となるべき皆さん自身）にとって，どこまでが許され，どこまでが許されないかを決めるのは，リーダーであるあなた自身です．しかし，もしあなたがチーム内で個人レベルでのあまり良くない行動を許してしまったら，それは組織の全体の文化へと反映されて行くことを常に意識しておかなければなりません．

誰かの上司である皆さんが，自分がしたこと，しなかったことが基盤となり，その組織の文化が造られていくのです．

"For individuals, character is destiny. For organizations, culture is destiny."

「個人にとって，人格は運命である．組織にとっては，その組織の文化こそが運命である．」

—Tony Hsieh *—

＊ 編集部注：Tony Hsieh：米国の実業家，起業家．オンライン靴店ザッポスの創業者 CEO．ザッポス勤務以前は，1996 年にオンライン広告網企業リンクエクスチェンジを創業し，1999 年にマイクロソフトに 2 億 6500 万ドルで売却したことで知られる．

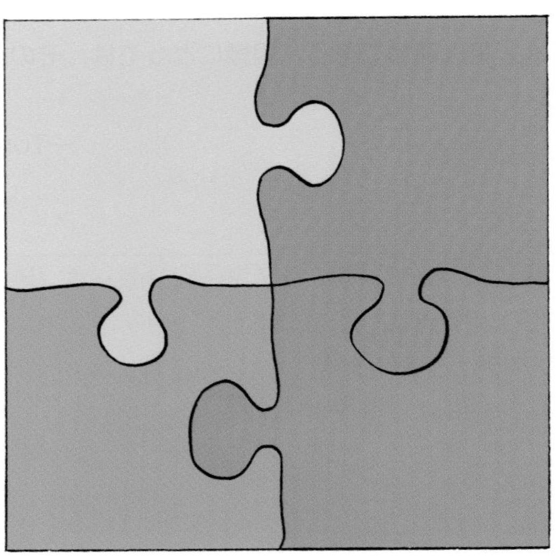

25 Pursue Profound Simplicity
深遠な単純性を追求しよう

哲学者 Ralf Waldo Emerson は，「最も単純な構造というのは，少数の要素によってではなく，最も複雑な構造によって生み出されるということが，近代科学の最後の教訓である」と述べていました．おそらく Emerson は，科学がしばしば複雑さをもって真実を覆い隠してしまうことを認識していたのではないかと思います．

1979 年，心理学者の William Schutz は，ヒトの成長発達は（1）表面的な単純性，（2）混乱した複雑性，（3）深遠な単純性という 3 つの興味深い段階を経て発展するというモデルを提唱しました．一見わかりにくいかもしれないので，解説していきます．このモデルではまず初学者は複雑なプロセスをざっと表面的に理解して説明できる段階になります．まだ理解し始めたにすぎませんが，これは必要な最初のステップです．次に，専門性が次第に高まるにつれて，複雑でかつ込み入った理解と説明が必要になります．これが混乱した複雑性という第 2 の段階です．例えるならば，専門家同士が概念について難しい議論しているような状態ですね．この段階はとっても重要で，このような知的やりとりを経て，やっと究極の洞察を得ることができ，時に深遠な単純性という段階へ辿り着くことができるようになるわけです．あるテーマに真の意味で精通することで，複雑なものを多くの人が理解できる簡単な言葉で説明することができるようになる状態とも言えます．

これを皆さんにわかりやすい例えにしてみましょうね．ある病院で組織内の患者安全文化 (Safety culture) を向上させたいと考えているとします．第一段階（表面的な単純性）ではこんな感じでしょう．院長が全従業員にメールを送り「当院は患者安全を向上させていきます！今年の最も重要な目標とします！」と力強く述べます．しかし多くの職員は，このようなメールを一目見ては，削除してしまうのではないでしょうか（苦笑）．第 2 段階（混乱した複雑性）では，きっと次のように難しいことが展開されるでしょうね．例えば，では患者安全の定量化はどうすればよいのか？看護師と医師など医療従事者の職種や部門の違いをどのように評価するべきか？患者安全を実際に浸透させるにはどういう手段を取ればよいか？などといった議論が展開されると思います．そして，最終段階 (深遠な単純性) のフェーズでは周り回って，結局は患者一人ひとりを自分の家族のように大切にすること，それが安全重視の文化を創ることにつながるという，極めてシンプルな結論に至ります．

われわれのこれまでの経験からなる意見では，ただの良いリーダーと偉大なリーダーの違いは，深遠な単純性をその人が獲得しているかどうかにあると考えています．それは，ものすごく複雑な内容でさえ精通し，わかりやすく伝えることができるということです．このようなことを考えながら，皆さんが次に会議を運営するには，どのように議論を組み立て，ビジョンを定義し，目標を作成するかを考えてみてください．自分は, 深遠な単純性を追い求めているか, 自問自答してみましょう．

“Great leaders are almost always great simplifiers, who can cut through argument, debate and doubt, to offer a solution everybody can understand.”

「偉大なリーダーというのは質疑や議論，討論の中で，誰にでもわかりやすい解決策を提示できる．シンプルに伝えることが抜群にうまい」

—Colin Powell 将軍*—

＊ 編集部注：Colin Powell 将軍；米国の政治家，陸軍軍人．退役陸軍大将．学位は M.B.A.．ジョージ·W·ブッシュ政権で第 65 代国務長官を務めた．

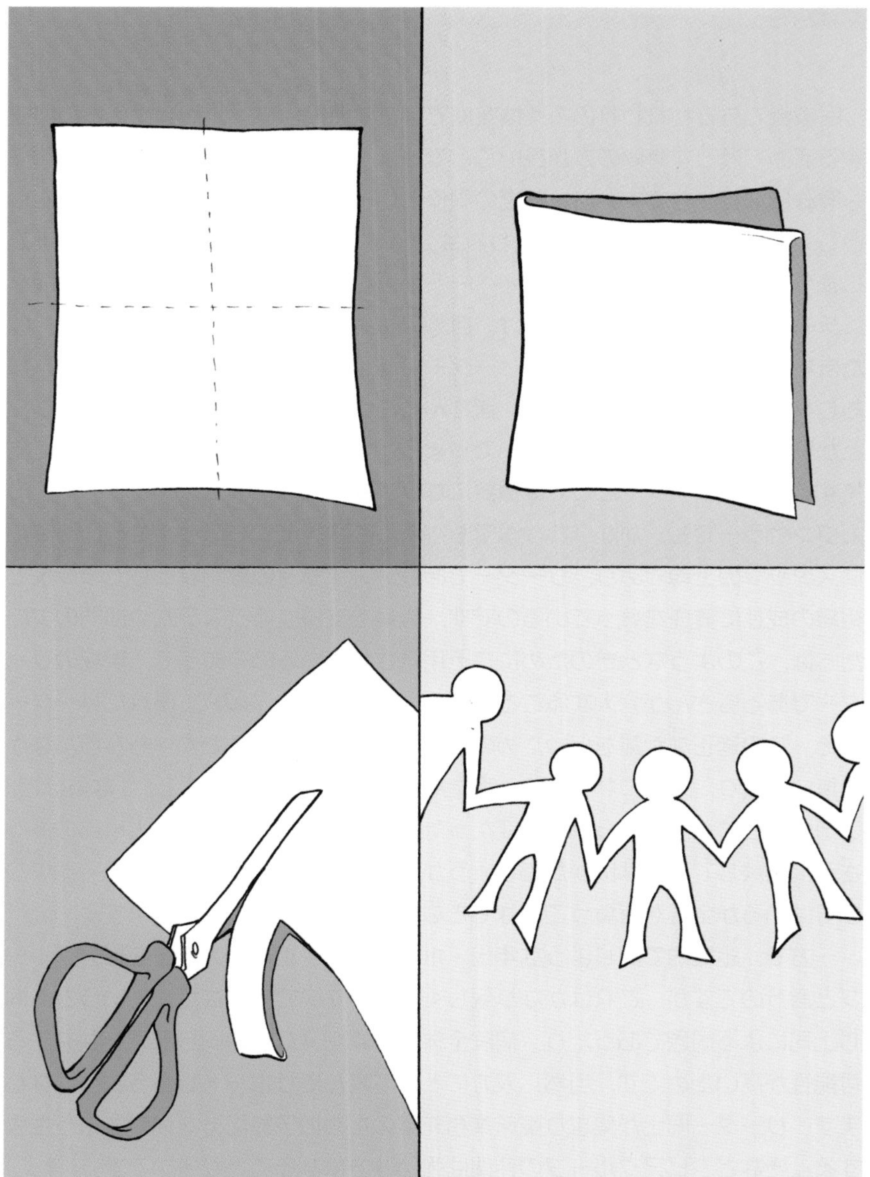

26 仕事とプライベートの線引きを意識する Know When and Where to Draw the Line

医療職であるわれわれの多くは家庭で過ごす時間よりも，職場や仕事に関連する活動で過ごす時間の方が長いことでしょう．仕事上の関係と個人的な関係も曖昧になりがちです．自ら職場の同僚と仕事以外でも個人的な関係を持とうとしている場合を除いて，われわれは公私をどこで線引きをすればいいのでしょうか？皆さんは仕事とプライベートが混在することにどう思われますか？

チームのメンバーやスタッフは，自分の私生活での問題や，同僚の噂話，はたまた個人的な状況についてもリーダーであるあなたに助言を求めたりするかもしれません．私もそうですが，皆さんもこうした彼らの個人的な問題になんとか協力したいと共感を示したいでしょう．しかし，実際にはこの境界線を維持することがリーダーとしては重要になります．あなたは，スタッフの無料のカウンセラーでも，かかりつけ医でも，ましてや親友でもありません．あなたはスタッフの上司であり，リーダーであり，スタッフの専門職としての成長と組織の成長に責任を負っているのです．職員を支援するシステムや部門のプロたちは，このようなときのためにこそ用意されているのであって，現場のリーダーである皆さんが介入することではないと考えます．なので，優れたリーダーこそ，この適正な距離を保つための線引きを学ぶべきなのです．もちろんながら傷つけたり，失礼になったり，冷たく見られないように配慮し，「なるほど，○○のことで悩んでおられて大変だったのですね．それならば，人事部の△△さんに相談してみてはいかがでしょうか」と優しく声をかけるだけで，気にかけてはいるが全てを背負うことはできないことを示すことができます．

一方で，組織内で同じような年代・ポジション・境遇の人たちをピアグループと言うのですが，これはかなり親しくなりやすいです．なぜかというと，同じ上司による問題であったり，病院全体の予算削減などの同じ課題を共有する可能性が高いためです．当然，双方にとって喜んでサポートし合うようになります．リーダー同士が集まり臨床業務充実のために予算配分を増やすよう主張するときなど，ピアグループの仲間は強い味方になることが多いです．

適切な距離感を保つことは，バーチャルな世界でも適用されます．SNSの普及によって，プロフェッショナルとしての自分と，私的な自分の一面とが曖味にされてしまいました．今の時代，組織はSNSを利用してより広い範囲に情報を発信していく必要がありますが，リーダーである皆さんは自分の意見と組織の見解を切り離して考える必要があります．特に，自分の政治的な意見や論争の的となるような出来事について投稿することは避けるべきです．投稿されたものは，たとえ削除しても，いつまでも残ってしまうことを忘れないでください．

SNSに投稿する前に一つ，良い方法をお示しします．次の3つの質問を自分に対して問いましょう．

1. それは誰かの役に立ち，参考になりますか？
2. 投稿することでのデメリットは何ですか？
3. もしかして誰かにネガティブな感情を与えませんか？

そして，その答えをよく検討したうえで投稿するクセをつけてください．

"Individuals set boundaries to feel safe, respected, and heard."

「一人の個人として，安全で，尊重され，話を聞いてもらえると感じるために境界というのは設定される」

—Pamela Cummins *—

＊ 編集部注：Pamela Cummins：人格や精神の成長，夢の解釈，それに人間関係に特化した活動，著述を行っている．

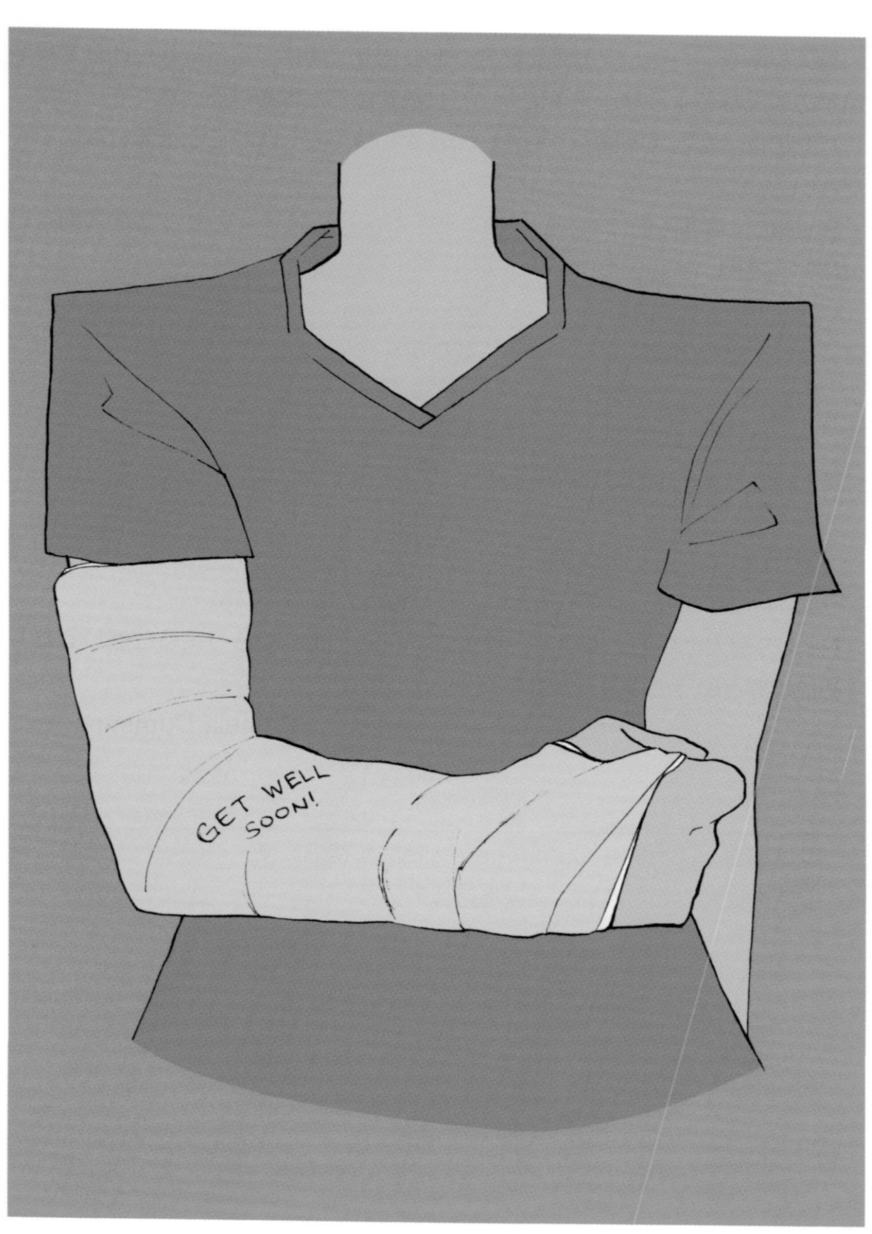
GET WELL
SOON!

忍耐は美徳である

27 Patience is a Virtue

「時間が全ての傷を癒す」という格言は，医療者ならば誰でも知っていることでしょう．リーダーとして必要なスキルを身につけるためには時間がかかることも同じです．あまりにも多くの医師が臨床の現場である程度の臨床的な専門性を身につけた後，その臨床的な知見が，まるで簡単にリーダーシップの知識へも応用できると勝手に期待し思い込んでいます．

いやいや，そうではありません．一人の臨床医 (看護師 etc.) として学んだことのいくらかは，そのまま医療現場でのリーダーとしての役割にも応用可能でしょうが，全く新しく遭遇する領域も多いのですね．そして，この新しく学ぶべき領域で生き残るための知識とスキルを身につけるためには時間と忍耐が必要なのです．

James Kouzes と Barry Pozner は，ベストセラーとなった著書「リーダーシップの学習」の中で，個人が最高のリーダーになるために必要なフレームワークをわかりやすく提供しています．要約すると，この本の重要なメッセージは，最高のリーダーとは最高の学習者であり，他のスキルと同様に，リーダーシップを学ぶには時間がかかるということです．スタッフの採用活動，財務や予算の交渉，気難しい教員や職員のマネージメント，組織運営の戦略や成長のために思考を練ることなど，よりよいリーダーになるためには，志を掲げること，折れない心，忍耐力に加えて，意識的な練習とトレーニングが必要になります．

重要なことは，医療の世界でリーダーとして成長するための時間を意図的に確保するのです．例えば，病院経営戦略に関する 1 週間のプログラムやエグゼクティブ教育コースを受講するなどして，自分のリーダーシップに投資する時間を取りましょう．また自らがリーダーシップに関する書籍を読み続けることも必要です，あるいは同僚と読んでも OK でしょう．例えばわれわれは，指導医のためのリーダーシップ書籍の抄読会を作り，ある診療科のリーダー職全員に一連の本を渡し，定例の会議の中でこれらの本について時間をとって少し議論するようにしました．Malcolm Gladwell，Peter Drucker，Suzanne Gordon，Jim Collins など，医療以外の分野で高い評価があるリーダーシップの本を読みました．ここでの書籍のリストは全て本書の付録に付けてありますので，手に入ればぜひお読みください．

さて，もうひとつの改善方法です．仕事の終わりにでも数分間でもよいので，今日は何が良かったか，なぜそのやり方でうまくいったのか，もっと改善できないかなど，自分自身を振り返るのです．皆さんはリーダーとして他人に対してだけでなく，自分自身に対しても忍耐強くなることを学ぶ必要があります．

お気づきになったように，最初からすべてがうまくいくとは限りません．最初は正しいことよりも間違っていることの方が多いでしょう．正しいことを学びながら，時間をかけて成長し，リーダーシップについて考え続けていくことが成功への道です．

そう，やはり，忍耐は美徳なのです．

"The two most powerful warriors are patience and time."
「最強の戦士は忍耐と時間だ」

—Leo Tolstoy *—

＊ 編集部注：Leo Tolstoy：帝政ロシアの小説家，思想家で，19世紀ロシア文学を代表する文豪．代表作に「戦争と平和」「アンナ·カレーニナ」「復活」など．文学のみならず，政治・社会にも大きな影響を与えた．

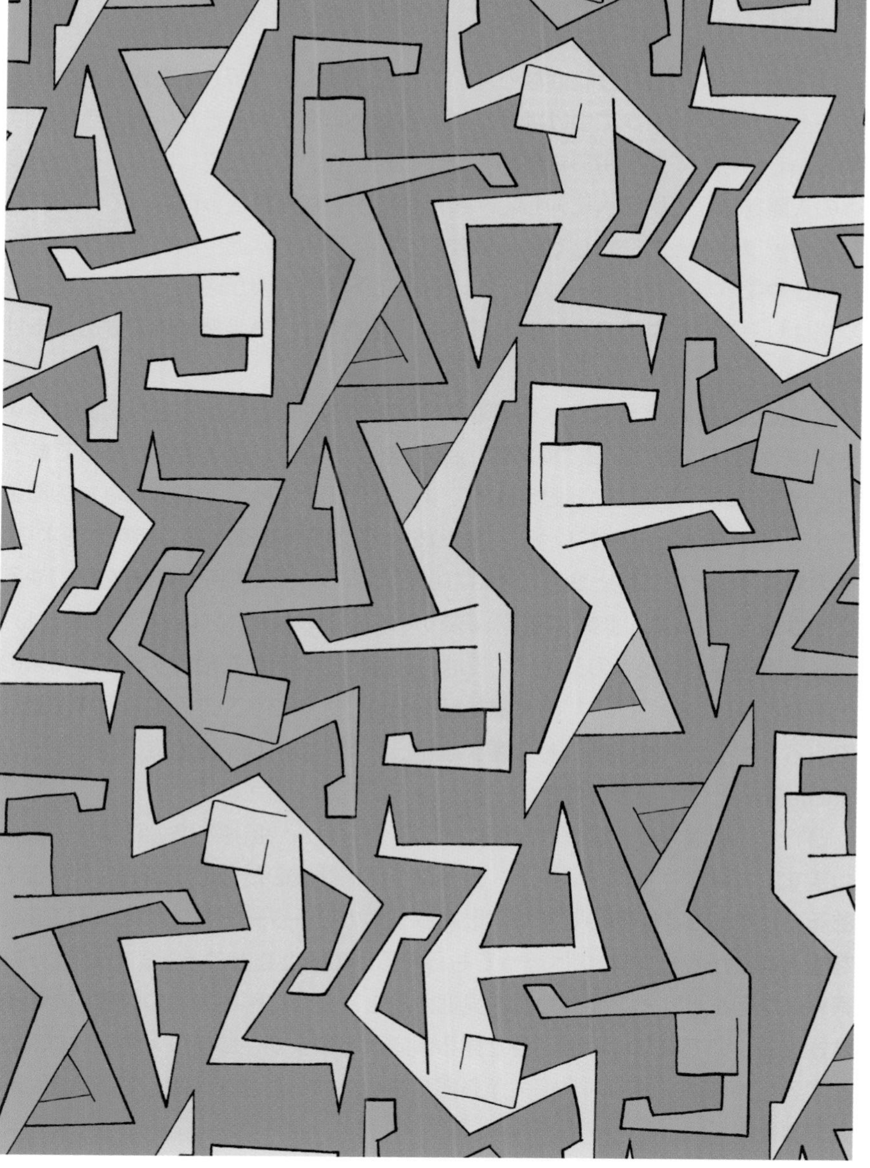

28 長期アウトカムを意識して交渉する Negotiate with the End in Mind

リーダーは交渉しなければならないことだらけです．なので，交渉能力はリーダーとして早くから身につけなければならない必須スキルです．例え自分では気づいていなくても，毎日皆さんも交渉し続けていることでしょう．その施設への入職を考えている人に対して，また他に引き抜かれそうになっている優秀なスタッフなどとも交渉しているはずですし，昇給や昇進，より仕事への大きな責任や柔軟なスケジュールなどを求める部下とも交渉が必要でしょう．交渉業務はリーダーになることへの本質です．医療の世界も当然例外ではありません．

交渉には，車を買うような一回限りの取引的なものと，誰かと長期的な関係性の中で交渉し続ける2つの種類があります．前者では，相手がどうであろうと最高の取引をしたいと思うはずです．結局のところ，それはあなたのお金ですし，購入者として望むレベルのものを得る必要があると思います．何より，その営業マンとは二度と会うことはないでしょうから，相手や自分を思いやることは優先されないはず（苦笑）．要するに，あとくされなしです．しかし，同じ組織内などの後者のシナリオでは，交渉時の判断がもたらす結果は将来の出来事と結びついているため重要な意味を持つはずです．この先，何年も続くであろう相手との関係性にも影響するからです．つまり，医療職のリーダーの決断はずっと続く交渉の連続の一部をみているとも言えます．

優れた医療職のリーダーは，最終的なアウトカムや目標を念頭に置いて交渉します．つまり，ギブ・アンド・テイクが目標達成のためのプロセスの一部であることを知っているのですね．最高レベルのリーダーともなれば，どこまでを譲ることができ，どれだけ譲ってもらえるかの落としどころを知っています．最終的な目標とするアウトカムを見据えた上で交渉に臨み，1つの取引だけを念頭に置くのではなく，長い目で見る傾向があります．つまり，長期的な利益を得るためには，短期的な損失が必要かもしれないことを理解しているとも言えます．

ここで，教員職(医師)の給与を上げるための事例を紹介します．ギブ・アンド・テイクは長期的交渉の一部であることを自分たちは理解していましたので，お金の面で歳入歳出のバランスシートを最初から準備しました．給与 UP による人件費の額以上に不必要なコストを下げることで，追加の利益を提供することを先回りして約束して同意を得ておきました．その結果，優秀な医師の確保競争で満足するレベルの人材へ給与を支払うことができるようになり，まるで双方が得をしたかのような気分で交渉のテーブルを後にすることができました．同様に，新しく大学教員を採用する際にも，研究のための確保時間や出張費のサポートなどの要望に応えることで，将来的にも好感を得ることができるはずです．引き続き交渉する可能性がある場合には，常にお互いにとって良い条件を模索することが得策です．

"The ability to see the situation as the other side sees it, as difficult as it may be, is one of the most important skills a negotiator can possess."

「難しいことではあるが，相手が見ている状況を透かして見ることができる能力は，ネゴシエーター（交渉人）に必要な最も重要な能力の一つである.」

—Roger Fisher *—

＊ 編集部注：Roger Fisher；ハーバード大学名誉教授．交渉学プログラム研究所所長．パリにて国家間プロジェクトに参画後，司法省に勤務．そののち，ワシントンで弁護士事務所を開く．交渉学の世界的権威．邦訳書あり「ハーバード流交渉術」三笠書房，2011

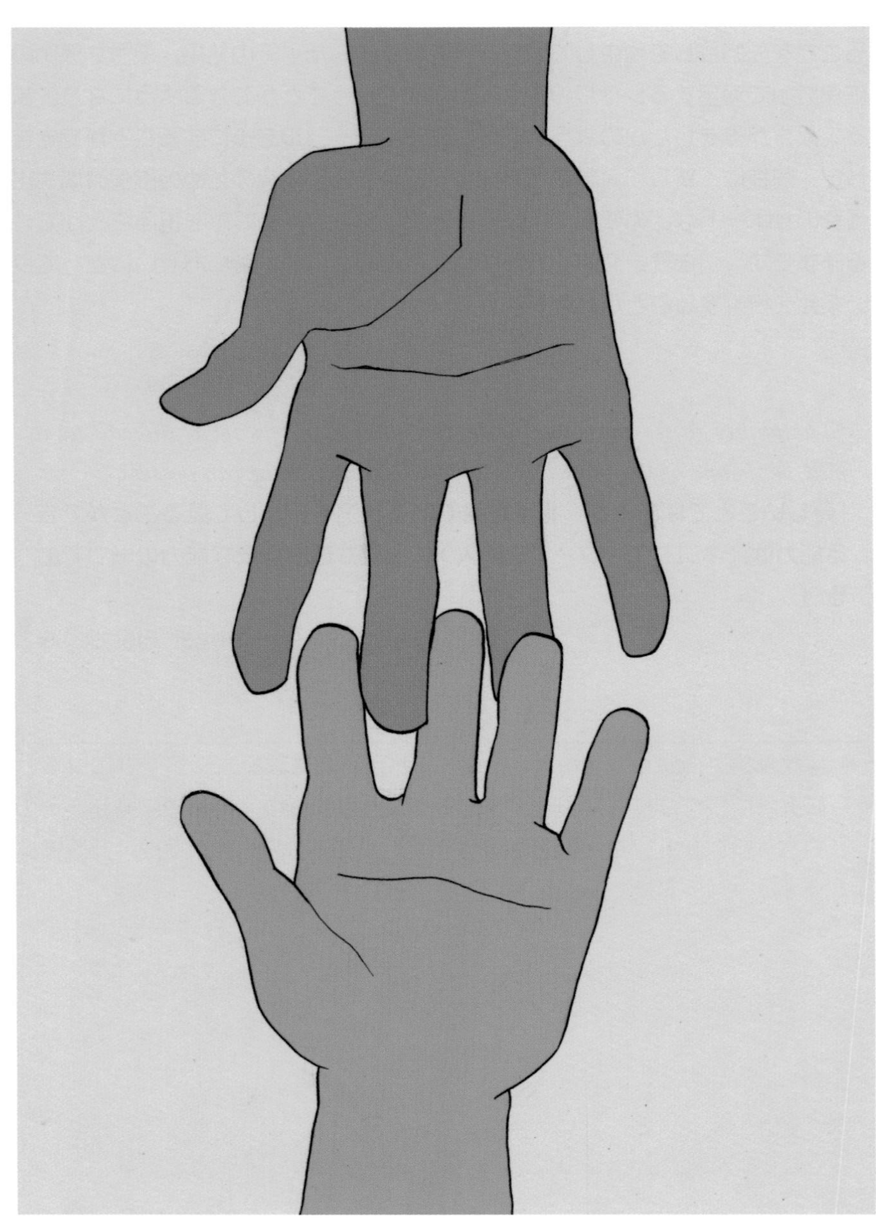

29 家族を大切にする Don't Forget Family

さて，皆さんは医療者のリーダーとして，激務とプレッシャーがある中で，家族や恋人のために必要な時間を割くことはできていますか？むしろ，その時間こそ皆さんに必須だと思うのです．皆さんのキャリアがうまくいっているときは，誰もが好意的な友人のように見えるでしょう．しかし，物事が悪い報告へ向かい，どうしても避けられない壁に直面したときに初めて誰ならば頼ることができるかを知ると思います．そんなときに，あなたを心から支えてくれるのは，あなたの家族になると思います．だから，良いときにこそ忘れないようにしましょう．

われわれ医療者の仕事というのは，ほとんどの人がどこかで何かに不満に持っています．そして，その一番の解決策は実は自分の家族なのです．なぜでしょう？家族や，非常に親しい友人や，愛する人々は，私たち医療者に人生の目的意識，つながりや生きる喜び，そして幸福感を与えてくれるからだと考えています．

しかし，医療業界の厳しい業務は私生活全般で，特に家族に負担をかけていることがほとんどです．例えば，仕事のプレゼンの日程と子供たちとの遊ぶ約束が重なってしまうことなどはわれわれ医療者にとって日常茶飯事ですね．職場とは異なり，子どもは別にあなたをクビにはしないので，普通は子どもとの時間を犠牲にすることになるでしょう．残念ながら，あなたが生涯において子供と過ごす時間は限られており，損をするのは子供たちなのです．あなたの仕事は実は誰かに変わってもらうことができるでしょう．しかし，家でのあなたの代わりはいないのです．

ということで，2 つの方法をオススメします．まず，家にいるときは完全に意識を自宅モードに変換しましょう．つまり，マルチタスクを制限し，電話やスマホ，パソコンのメールなどは見ないようにします．家族や周囲の人たちに集中します．気持ちはわかりますが，家でどうしても仕事をする必要がある場合は，子どもや配偶者，その他の家族から必要とされなくなって初めてそうするようにしましょう．個人的に実行していることには，ガレージのドアを開ける瞬間を自分自身に仕事をオフにする合図にしています．長い一日の仕事を終えて，ドアを開けたら，よし，今から家族の時間だ！先程の上司との最後の話し合いや明日のプレゼンのことは今は忘れよう！って感じです．何が言いたいかと言いますと，医療者として家族の愛と笑いに包まれていることを，決して当たり前のことと思わないで欲しいのです．

第２に，家族や友人と人としてのつながりを持てるようなルールを守ることです．例えば，毎晩，家族で食卓を囲んでいるときはスマホの使用を禁止することや，親しい友人と定期的に食事やコーヒーを楽しむ，食後に夫婦で散歩をする，年に１回家族で休暇をとって脳をシャットダウンする，土曜日の夜は家族でボードゲームをするなどの決まり事です．皆さんと，皆さんのパートナー，家族が望む家庭の在り方は皆さん自身が選ぶことができるのですね．皆さんがそれを決断し，維持するかは皆さん次第です．

リーダーには，仕事上の責任だけでなく個人としての責任が伴います．あなたが死ぬとき，あなたは多くの人に記憶されていると思います．ただ，その中にはあなたの家族も含まれていることを覚えておいてください．

"The most important thing in the world is family and love."

「この世で一番大切なものは家族と愛だ」

—John Wooden *—

＊ 編集部注：John Wooden：1960～70年代にかけてNCAA全米大学バスケットボール選手権大会で全盛を誇ったUCLA（カリフォルニア大学ロサンゼルス校）の名将．指導の一貫性，系統性を説いた彼のコーチング・フィロソフィーは，今も輝きを失わず，全米の指導者の間に受け継がれている．

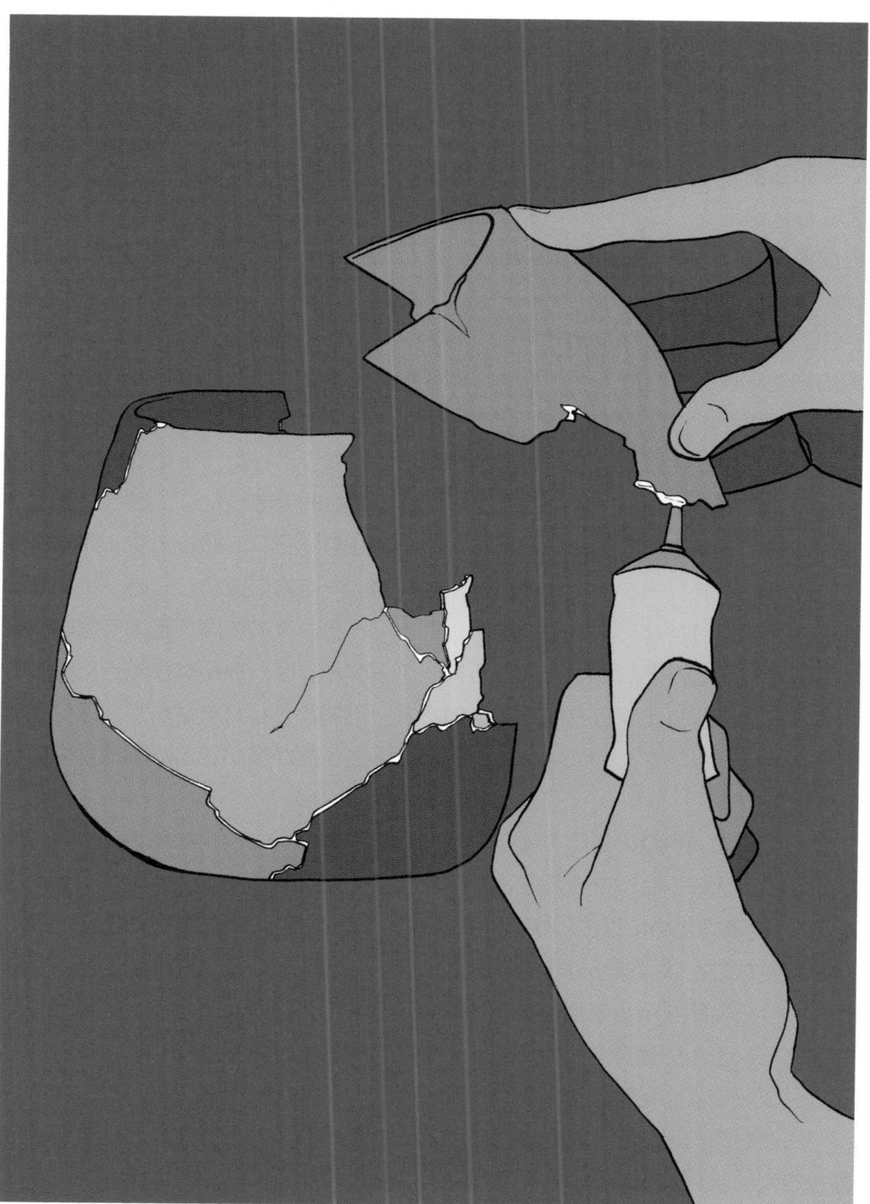

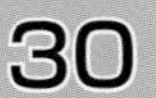

30 結局は優しさ，思いやり，そして愛が大事
Lead with Kindness, Compassion, and Love

最近のリーダーのための教育を見ていると，志とかマインドセットではなくて，頭を使ってリーダーシップを発揮するように教えられているかのように見えてしまいます．リーダーには合理的で，知的で打たれ強く，戦略的であることが期待される部分もありますが，それでは最低合格ラインに焦点を合わせているようなものです．

2012年にRay Williams等は成功するリーダーの特性について調べた研究内容を発表しました．そこでは，経済的・社会的に混乱する時代にこそ，優しさや，思いやり，共感能力を示すことができるといった，これまでとは異なったリーダー象が求められていることが明らかになりました．また既に成功した企業の責任者の中から，攻撃的であったり，命令的であったり，競合の部門や同僚を悪口で罵倒するリーダーたちの悪い例もあげられております．興味深いことに悪い例のリーダーたちは，例え経済的に一時的に成功しても，長い目で見るとうまく行かなくなっていきました．エビデンス的には，職場で思いやりや優しさを示し，そして大切にするリーダータイプは，みんなが働きたくなるような文化を作り出すことがうまいのです．当然かもしれませんが，旧タイプのボス猿的なリーダーの人よりも，チームの生産性が高いことが明らかになっています．

優しくて思いやりのあるタイプのリーダーには，スタッフも誠実でオープンなコミュニケーションをとることができます．堅苦しくなく，柔軟性と順応性を持ち，変革のためには古い慣習も破ることも厭わないタイプのリーダーです．最も重要なことは，彼らは他人を批判したり，表面的なことで判断したりしません．自ら模範を示して他者をリードし，自分の行動が他人からどのように受け取められるかに注意を払うのです．彼らはマネージャーではなく，間違いなくリーダーです．始めに述べたようにBennisとNanusの著書でも「マネージャーはものごとを正しく行おうとするが，リーダーは正しいことをする」と書かれていましたね．そういうことです．

医療の質に関する研究や医療アウトカム研究の創始者であるAvedis Donabedianは，自分が患者になって初めて本当の医療システムの問題点を観察することができたと述べています．システムデザインは医療従事者にとって重要な学問的な概念ですが，それだけでは十分ではないのですね．彼は，実際には医療のシステムを成功させるのに最も必要な要素は，個人個人の高い倫理的側面に依存すると述べています．そして，彼はこう結びます「最終的に，医療の質の高さの秘訣は愛です．患者を愛し，職業を愛し，神を愛さなければならない．愛があれば，逆算して考えて不十分なシステムを監視し，改善することができる」

他のどの分野よりも，医療の現場においては，患者，同僚，上司，そして皆さんのフォロワーに対する思いやりと優しさこそが，リーダーとしての成功には欠かせないのです．そうですね，これまで色々とお伝えしてきましたが，実はこれこそが本書の中で最も重要な極意であると言えます．

“Let us always meet each other with smile, for the smile is the beginning of love.”

「誰にでもいつも笑顔で会いましょう．笑顔こそ愛の始まりです．」

—Mother Teresa *—

＊ 編集部注：Mother Teresa；貧困や病に苦しむ人々の救済に生涯をささげ，ノーベル平和賞を受賞した．人道援助の活動家として象徴的な存在だった．1910 年に生まれて，18 歳のとき修道院の教師として当時のイギリス領インドに渡り，貧富の差と飢えや病に苦しむインドの現実に直面して現地にとどまった．

推薦図書

Blanchard KH, Johnson S. The One Minute Manager. 1st Morrow ed. New York, NY: Morrow; 1982. (翻訳書なし)

本書は，有能な上司を求める若者の逸話をもとに，成功するマネージャーの3つの1分間テクニックを概説している．まずは1分間で目標を設定することの重要性で，部下が何を期待されているかを自ら認識できるようにガイドする．2つ目の1分間で褒める方法は，部下を励まし，やる気を起こさせるのに重要だ．最後の1分間で叱る方法は，彼らのミスを真摯に伝えると同時に，彼らがどれだけ評価されているか再認識させる．

Christensen CM. The Innovator's Dilemma: When New Technologies Cause Great Firms to Fail. Boston, MA: Harvard Business School Press; 1997. 翻訳書：イノベーションのジレンマ . クレイトン・クリステンセン (著), 玉田 俊平太 (監修), 伊豆原 弓 (翻訳) , ・翔泳社 ; 増補改訂版 , 2001

イノベーションとは本来, 既成の商品や概念を刷新する破壊的な活動である．しかし，その新しいアイデアも時間が経ち既成の内容になってしまうと，次の破壊的イノベーションが起こるまで停滞が続く．ほとんどの企業は，自らを破壊的な存在にすることができず，次の新進気鋭の企業の餌食となる．著者はその理由と方法を徹底考察しており，本書は卓越した存在であり続けたいと願う人々に深い洞察を与えてくれる．

Collins JC. Good to Great: Why Some Companies Make the Leap—and Others Don't. 1st ed. New York, NY: Harper Business; 2001. 翻訳書：ビジョナリー・カンパニー 2 - 飛躍の法則 , ジム・コリンズ (著), 山岡洋一 (翻訳) 日経 BP 社 , 2001

すべての企業が最初から最高の計画を持って設立されるわけではない．本書はどのような企業でも，その成り立ちにかかわらず,「良い企業」あるいは「良くない企業」からさらに「偉大な企業」へと変貌する方法とプロセスを考察している．本書は 5 年にわたる研究成果をもとに，現代の優れた企業を見てきた中で最も驚くべき成果を詳述している．

Collins JC.Good to Great and the Social Sectors:Why Business Thinking Is Not the Answer.1st ed.Boulder, CO:J. Collins; 2005. 翻訳書 : ビジョナリーカンパニー【特別編】, ジム・コリンズ (著), 山岡 洋一 (翻訳) 日経 BP 社 , 2006

本書は，著者により 2001 年に出版された『ビジョナリー・カンパニー』の姉妹書．特に経済社会分野で活躍する 100 人以上のリーダーたちのインタビューに基づいており，読者の疑問に対する答えを数多く用意している．

Collins JC. How the Mighty Fall and Why Some Companies Never Give In. New York, NY: HarperCollins; 2009. 翻訳書 : ビジョナリー・カンパニー 3 衰退の五段階 , ジム・コリンズ (著), 山岡 洋一 (翻訳) 日経 BP 社 , 2010

正しい洞察力があれば，組織の衰退は避けることができる．著者は本書で，組織が衰退し，破綻に至る理由を言及している．組織が衰退していく原因を探り，衰退を避けるため 5 つのステップを述べ，それらの段階を意識することが組織の回復と再生のチャンスにつながると主張している．

Drucker PF. The Effective Executive: The Definitive Guide to Getting the Right Things Done. 50th anniversary ed. New York, NY: Harper Business; 2017. 翻訳書 : 新訳 経営者の条件 (ドラッカー選書). P・F・ドラッカー (著), 上田惇生 (翻訳) ダイヤモンド社 , 2017

本書は，本邦でも有名なマネージメントとリーダーシップにおけるベストプラクティスを記したバイブル．時間管理の方法，チームへの貢献度を重視すること，それぞれの強みを結集させること，正しい優先順位を設定すること，また効果的な意思決定の方法など，マネジージメントにおける具体的な習慣と，その重要性を強調している．

Fisher R, Ury WL, Patton B. Getting to Yes: Negotiating Agreement without Giving In. 2nd ed. New York, NY: Penguin Books; 1991. 翻訳書 : ハーバード流交渉術 . ロジャー フィッシャー , ブルース パットン , ウィリアム ユーリー (著), 金山 宣夫 (翻訳) 阪急コミュニケーションズ , 1998

本書では，持続可能な交渉を実現するためのアプローチとしての Yes と言わせるための交渉術を紹介している. この交渉術で特に薦められている方法は，1) 問題と人格を切り離すこと，2) お互いの立場ではなく利益に焦点を当てること，3) お互いの利益になる選択肢を用意すること，4) 客観的な数値基準を持ち主張すること，5) 交渉時の代替案を用意しておくことなどである.

Gawande A. The Checklist Manifesto: How to Get Things Right. New York, NY: Metropolitan Books-Henry Holt & Co; 2010. 翻訳書 : アナタはなぜチェックリストを使わないのか？ミスを最大限に減らしベストの決断力を持つ！アトゥール・ガワンデ (著), 吉田竜 (翻訳), 晋遊舎 , 2011

著者は，医療過誤を減らし，治療やケアを向上させるためにチェックリストを活用する重要性について述べている. 本書の中で，WHO が提唱する 19 項目の安全のための手術チェックリストの実施や，チェックリストがエラーを減少させた実際の事例をいくつか紹介している. 著者はアメリカの医療現場でチェックリストを普及させようと効果的に啓蒙している一人.

Gladwell M. Outliers: The Story of Success. 1st ed. New York, NY: Little, Brown and Co.; 2008. 翻訳書 : 天才！成功する人々の法則 . グラッドウェル・M. (著), 勝間和代 (翻訳) 講談社 , 2014

本書は，成功するための重要な要素とは何かについて，さまざまな分野の研究成果をまとめている. 私たちが生まれながらにして持っている才能に注目しつつ，親の職業，生まれた場所，生い立ちなど，後天的に影響される要因についても検証している. 本書は成功した人たちが行っていた，実際の方法と強く影響を与えた成功者の背景について，焦点を当て学ぶことを目的としている.

Goldsmith M, Reiter M. What Got You Here Won't Get You There: How Successful People Become Even More Successful. 1st ed. New York, NY: Hyperion; 2007. (翻訳書なし)

質の高いものどうしを比較するとき，どちらが本当に優れているのかを見極めるのは実際には難しい．人も同じで，経験があり特にすでに多くのことを成し遂げている人にはその判断は難しいのである．さらなるレベルに到達する人もいれば，そうでない人もいるのはなぜか？著者は，次のレベルに到達するために，成功するために，われわれが断ち切らなければならない 20 の悪い習慣について解説している．

Gordon S. Nursing against the Odds: How Health Care Cost Cutting, Media Stereotypes, and Medical Hubris Undermine Nurses and Patient Care. Ithaca, NY: Cornell University Press; 2005. (翻訳書なし)

本書は医療における過剰なコスト削減がいかにケアの質を低下させたかについて検証している．さらに医師と看護師の職場における様々な関係性や，ネガティブな固定観念により看護師の活躍する場所を奪ってきたかについても焦点を当てている．安全で適切なスタッフの配置，勤務形態の改善など，真に看護師の声を反映させた新しいシステムの必要性も訴えている．

Heath C, Heath D. Switch: How to Change When Change Is Hard. New York, NY: Crown Publishing Group; 2010. 翻訳書：スイッチ「変われない」を変える方法．ヒース C, ヒース D (著), 千葉 敏生 (翻訳) 早川書房，2013

誰にとっても変化することは難しい．本書は，私たちが変化しようとすることを妨げる原因についての数々の研究をまとめている．著者らの工夫で，読みやすい事例を挙げながら，読者が多くの場面で応用できる具体策を提示している．

Johansson F. The Medici Effect: Breakthrough Insights at the Intersection of Ideas, Concepts, and Cultures. Boston, MA: Harvard Business School Press; 2004. 翻訳書：アイデアは交差点から生まれる イノベーションを量産する「メディチ・エフェクト」の起こし方．フランス・ヨハンソン（著）, CCC メディアハウス，2014

メディチ・エフェクトとは何か？その本質は，イノベーションとは常に何かと何かの境界にあるということを訴えている．異なる経験を持つ人々が集まって問題を解決したり，新しいものを創造したりする際には特殊なイノベーションである交差型イノベーションが生まれやすい．本書では，さまざまなアイデアに満ちたストーリーを疑似体験することで，革新的なイノベーションについての理解と深い洞察を与えてくれる．

Kotter JP. A Sense of Urgency. Boston, MA: Harvard Business School Press; 2008. 翻訳書：企業変革の核心～「このままでいい」をどう打ち破るか，ジョン・P・コッター（著）, 村井 章子（翻訳）, 日経 BP 社, 2014

本書では，組織を変革する際に障壁となる主な原因を特定し，変革のための 8 つのステップを提案している．特に，組織内のあらゆる現状維持，現状に満足してしまう気持ちに対抗するためには，組織の中で「危機感」を醸成する必要性があることを強調している．

Lee F. If Disney Ran Your Hospital: 9 1/2 Things You Would Do Differently. Bozeman, MT: Second River Healthcare Press; 2004.（翻訳書なし）

もしディズニーランドが病院だったら．既成概念にとらわれず, 医療を「サービス」ではなく「体験」として提供することができたら？おそらく医療界における真のパラダイムシフトが起こるだろう．著者のフレッド・リーは，このユニークな著書の中で，病院がいかにして愛される職場となりうるか，また患者が受診したくなる医療機関に変われるかについて，10(9.5 個）の原則を提示している．

Lencioni P. The Five Dysfunctions of a Team: A Leadership Fable. 1st ed. San Francisco, CA: Jossey-Bass; 2002. 翻訳書 : あなたのチームは，機能してますか？ . パトリック・レンシオーニ (著) 伊豆原 弓 (翻訳), 翔泳社 , 2003

本書では，ビジネスシーンにおいてチームが失敗する 5 つの原因を明確に言及している．ストーリー性を持たせるために苦境に立たされている架空のハイテク企業と，そのチームメンバーとのやりとりを描くことでチームの失敗原因をわかりやすく説明している．その要因として，1) チームの中での信頼の欠如，2) 意見を異にする恐怖，3) コミットメントの欠如，4) 説明責任の回避，5) 結果に関して無関心であることが挙げられている．

Topol EJ. The Creative Destruction of Medicine: How the Digital Revolution Will Create Better Health Care. New York, NY: Basic Books; 2012. (翻訳書なし)

遺伝子配列の解明, 画像処理速度の向上．スマートフォン, そしてビッグデータ．著者は本書で，テクノロジーの融合により，これまでは困難であったオーダーメイド医療の提供が可能になり，医療における革命はもうそこまで来ていると主張している．

Ury W. The Power of a Positive No: How to Say No and Still Get to Yes. New York, NY: Bantam Books; 2007. 翻訳書 : 最強 ハーバード流交渉術―仕事が 100 倍うまくいく No の言い方 . ウィリアム ユーリー (著) 峯村 利哉 (翻訳), 徳間書店 , 2008

われわれは，時には No と言わなければならないこともある．しかし，その伝え方によってはその後の人間関係に決定的に悪い影響を与えるかもしれない．本書では人間関係にヒビを入れずに「No」と伝える方法を用いて，良い結果へ導く戦略について解説している．

参考文献

■ イントロダクション

1. Collins JC. Good to Great and the Social Sectors: Why Business Thinking is Not the Answer. 1st ed. New York, NY: HarperCollins; 2005.
2. Mangrulkar RS, Saint S, Chu S, Tierney LM. What is the Role of the Clinical "Pearl" ? Am J Med. 2002;113:617-24.
3. Northouse PG. Leadership: Theory and practice. 8th ed. Thousand Oaks, CA: Sage publications; 2018.
4. Bennis W, Nanus B. The Strategies for Taking Charge. New York, NY: Harper Row; 1985.
5. Algahtani A. Are Leadership and Management Different? A Review. JMPP. 2014;2:71-82.

■ 1　安易に人を雇わない

1. Bennis W, Nanus B. The Strategies for Taking Charge. New York, NY: Harper Row; 1985.
2. Collins JC. Good to Great: Why Some Companies Make the Leap—and Others Don't. 1st ed. New York, NY: Harper Business; 2001. p. 300.
3. Collins JC. Good to Great and the Social Sectors: Why Business Thinking Is Not the Answer. 1st ed. Boulder, CO: J. Collins; 2005].
4. Jain SH. The Skills Doctors and Nurses Need to Be Effective Executives. Harv Bus Rev. 2015. https://hbr.org/2015/04/the-skills-doctors-need-to-be-effective-executives.
5. Mangrulkar RS, Saint S, Chu S, Tierney LM. What Is the Role of the Clinical "Pearl" ? Am J Med. 2002;113(7):617-24.
6. Northouse PG. Leadership: Theory and Practice 8th ed. Thousand Oaks, CA: Sage Publications; 2018.

7. Saint S, Krein SL, Stock RW. Preventing Hospital Infections: Real-World Problems, Realistic Solutions. New York, NY: Oxford University Press; 2015. 155 p.
8. Schlender B. New Wisdom From Steve Jobs On Technology, Hollywood, And How "Good Management Is Like The Beatles." Fast Company. 2012 Apr 17.
9. Chopra V, Saint S. Leadership & Professional Development: Hire Hard, Manage Easy. J Hosp Med 2019;14:74.

■ 2　理想のフォロワーを作る

1. Kelley RE. In Praise of Followers. Boston, MA: Harvard Business School; 1988.
2. Saint S, Krein SL, Stock RW. Preventing Hospital Infections: Real-World Problems, Realistic Solutions. New York, NY: Oxford University Press; 2015. p. 155.

■ 3　ストレスの対処法を身につける

1. Gilmartin H, Goyal A, Hamati MC, Mann J, Saint S, Chopra V. Brief Mindfulness Practices for Healthcare Providers—A Systematic Literature Review. Am J Med. 2017;130(10):1219.e1-e17. doi:10.1016/j.amjmed.2017.05.041.
2. Health NIoM. 5 Things You Should Know About Stress. Available from: https://www.nimh.nih.gov/health/publications/stress/index.shtml.
3. Hougaard R, Carter J. If You Aspire to Be a Great Leader, Be Present. Harv Bus Rev. 2017. https://hbr.org/2017/12/if-you-aspire-to-be-a-great-leader-be-present.
4. Saint S, Krein SL, Stock RW. Preventing Hospital Infections: Real-World Problems, Realistic Solutions. New York, NY: Oxford University Press; 2015. 155 p.
5. Sutcliffe KM, Vogus TJ, Dane E. Mindfulness in Organizations: A Cross-Level Review. Annu Rev Organ Psychol Organ Behav.

2016;3(1):55-81. doi:10.1146/annurev-orgpsych-041015-062531.
6. Saint S, Chopra V. How Doctors Can Be Better Mentors. Harv Bus Rev. 2018. https://hbr.org/2018/10/how-doctors-can-be-better-mentors.

■ 4 自分ばかり話しすぎていないか注意する

1. Goulston M. How to Know If You Talk Too Much. Harv Bus Rev. 2015. https://hbr.org/2015/06/how-to-know-if-you-talk-too-much.
2. Saint S, Chopra V. Leadership & Professional Development: Know Your TLR. J Hosp Med. 2019;14:189.

■ 5 EQを鍛える

1. Barrett LF. Try These Two Smart Techniques to Help You Master Your Emotions [Internet]. 2018 [cited 2018 Jul 12]. Available from: https://ideas.ted.com/try-these-two-smart-techniques-to-help-you-master-your-emotions/.
2. Chamorro-Premuzic T. Can You Really Improve Your Emotional Intelligence? Harv Bus Rev. 2013. https://hbr.org/2013/05/can-you-really-improve-your-em.
3. Goleman D. Social Intelligence: The New Science of Human Relationships. New York, NY: Bantam Books; 2007.
4. Goleman D. Emotional Intelligence [Internet]. Date Unknown [cited 2018 Jul 12]. Available from: http://www.danielgoleman.info/topics/emotional-intelligence/.
5. Malone MS. The Secret to Midcareer Success. The Wall Street Journal. 2018 Feb 11.
6. Saint S, Krein SL, Stock RW. Preventing Hospital Infections: Real-World Problems, Realistic Solutions. New York, NY: Oxford University Press; 2015. p. 155.

■ 6　引き締めるときと，ゆるめるべきときを使い分ける

1. Blanchard KH, Johnson S. The One Minute Manager. 1st Morrow ed. New York, NY: Morrow; 1982. p. 111.
2. Peters TJ, Waterman RH. In Search of Excellence: Lessons from America's Best-Run Companies. New York, NY: Warner; 1982.

■ 7　ミスは許す，しかし忘れない

1. Bosk CL. Forgive and Remember: Managing Medical Failure. Chicago, IL: University of Chicago Press; 2003.
2. Sutton RI. Forgive and Remember: How a Good Boss Responds to Mistakes. Harv Bus Rev. 2010. https://hbr.org/2010/08/forgive-and-remember-how-a-goo.

■ 8　自分がロールモデルであることを忘れない

1. Gewertz BL, Logan DC. Phase IV: Team President. In: The Best Medicine. New York, NY: Springer; 2015. p. 61-71.
2. Harrod M, Saint S. Teaching Inpatient Medicine: What Every Physician Needs to Know. New York, NY: Oxford University Press; 2017.

■ 9　木に登っている猿であることを忘れない

1. Halpern G. The Higher Leaders Climb, the More Others See [Internet]. 2017 [cited 2018 Jul 17]. Available from: https://aboutleaders.com/higher-leaders-climb-more-others-see.

■ 10　組織の便秘は解消しよう

1. Saint S, Kowalski CP, Banaszak-Holl J, Forman J, Damschroder L, Krein SL. How Active Resisters and Organizational Constipators Affect Health Care-Acquired Infection Prevention Efforts. Jt Comm J Qual Patient Saf. 2009;35(5):239-46.
2. Saint S, Krein SL, Stock RW. Preventing Hospital Infections: Real-World Problems, Realistic Solutions. New York, NY: Oxford University Press; 2015. 155 p.

■ 11　効果的なメンターシップを造る

1. Chopra V, Arora VM, Saint S. Will You Be My Mentor?—Four Archetypes to Help Mentees Succeed in Academic Medicine. JAMA Intern Med. 2018;178(2):175-6.
2. Chopra V, Saint S. 6 Things Every Mentor Should Do. Harv Bus Rev. 2017. https://hbr.org/2017/03/6-things-every-mentor-should-do.
3. Gladwell M. The Tipping Point: How Little Things Can Make a Big Difference. Boston, MA: Little, Brown; 2006.
4. Waljee JF, Chopra V, Saint S. Mentoring Millennials. JAMA. 2018;319:1547-8.
5. Saint S, Chopra V. How Doctors Can Be Better Mentors. Harv Bus Rev. 2018. Available from: https://hbr.org/2018/10/how-doctors-can-be-better-mentors.

■ 12　優れたメンティーを育てる

1. Chopra V, Dixon-Woods M, Saint S. The Four Golden Rules of Effective Menteeship. BMJ Careers. 2016.
2. Chopra V, Saint S. What Mentors Wish Their Mentees Knew. Harv Bus Rev. 2017. https://hbr.org/2017/11/what-mentors-wish-their-mentees-knew.
3. Vaughn V, Saint S, Chopra V. Mentee Missteps: Tales From the Academic Trenches. JAMA. 2017;317:475-6.

■ 13　メンターシップでの不正をしない

1. CBRE. Mentoring Playbook 2017. Available from: http://elearnresources.cbre.com/TrainingandDevelopment/AMS/Mentoring_Playbook.pdf.
2. Chopra V, Edelson DP, Saint S. Mentorship Malpractice. JAMA. 2016;315(14):1453-4.

■ 14 メモを取る

1. Gawande A. The Checklist Manifesto: How to Get Things Right. 1st ed. New York, NY: Metropolitan Books-Henry Holt & Co; 2010. 209 p.
2. Paul A. Two Things to Do After Every Meeting. Harv Bus Rev. 2015. https://hbr.org/2015/11/two-things-to-do-after-every-meeting.

■ 15 普段から仲間を作っておく

1. Sandstrom GM, Dunn EW. Social Interactions and Well-Being: The Surprising Power of Weak Ties. Pers Soc Psychol Bull. 2014;40(7):910-22. doi:10.1177/0146167214529799. https://doi.org/10.1177/0146167214529799.

■ 16 いつでも笑顔を心がける

1. Collins JC. Good to Great and the Social Sectors: Why Business Thinking Is Not the Answer. Boulder, CO: J. Collins; 2005. 35 p.
2. Harrod M, Saint S. Teaching Inpatient Medicine: What Every Physician Needs to Know. New York, NY: Oxford University Press; 2017.
3. Li D. What's the Science Behind a Smile? [Internet]. 2014 [cited 2018 Jul 12]. Available from: https://www.britishcouncil.org/voices-magazine/famelab-whats-science-behind-smile.

■ 17 内的動機づけを意識する

1. Miller WR, Rollnick S. Motivational Interviewing: Helping People Change. 3rd ed. New York, NY: The Guilford Press; 2012.
2. Saint S, Bloor L, Chopra V. Motivational Interviewing for Healthcare Providers. BMJ Opinion. 2016. http://blogs.bmj.com/bmj/2016/11/30/vineet-chopra-et-al-motivational-interviewing-for-healthcare-providers/.

■ 18　時間管理を徹底する

1. Lipman V. 5 Simple Steps to More Efficient, Effective Meetings. Forbes. 2013. https://www.forbes.com/sites/victorlipman/2013/03/01/5-simple-steps-to-more-efficient-effective-meetings.

■ 19　データはリーダーを救う

1. Meddings J, Rogers MAM, Krein SL, Fakih MG, Olmsted RN, Saint S. Reducing Unnecessary Urinary Catheter Use and Other Strategies to Prevent Catheter-Associated Urinary Tract Infection: An Integrative Review. BMJ Qual Saf. 2014;23(4):277–89.
2. Saint S, Krein SL, Stock RW. Preventing Hospital Infections: Real-World Problems, Realistic Solutions. New York, NY: Oxford University Press; 2015. p. 155.
3. Saint S, Greene MT, Krein SL, et al. A Program to Prevent Catheter-Associated Urinary Tract Infection in Acute Care. N Engl J Med 2016;374:2111-9.

■ 20　言いたくないことを伝える

1. Stone D, Heen S, Patton B. Difficult Conversations: How to Discuss What Matters Most. New York, NY: Penguin; 2010.
2. Welch J, Welch S. Winning. New York, NY: Harper Business; 2005.

■ 21　意見の違いを歓迎し，無駄に争わない

1. Brett J, Goldberg SB. How to Handle a Disagreement on Your Team. Harv Bus Rev. 2017. https://hbr.org/2017/07/how-to-handle-a-disagreement-on-your-team.
2. Love S. The Case for Encouraging Disagreement. LinkedIn. 2017. https://www.linkedin.com/pulse/case-encouraging-disagreement-shawnee-love.

3. Mill JS. On Liberty. 1st ed. London, England: John W. Parker and Son; 1859.
4. Roth D. Supporting Healthy Conflict in the Workplace. Forbes. 2013. https://www.forbes.com/sites/davidroth/2013/07/29/supporting-healthy-conflict-in-the-workplace.

■ 22 正しく突き抜けた人材こそ最大の味方

1. Bryant A. How to Be a C.E.O., From a Decade's Worth of Them. The New York Times. 2017 Oct 27.
2. Cameron KS, Dutton JE, Quinn RE. Positive Organizational Scholarship: Foundations of a New Discipline. 1st ed. San Francisco, CA: Berrett-Koehler; 2003. 465 p.
3. Katzenberg J. The Benefit of a Boot Out the Door. The New York Times. 2009 Nov 7.

■ 23 ストレスを利用してパフォーマンスをあげる

1. Harrod M, Saint S. Teaching Inpatient Medicine: What Every Physician Needs to Know. New York, NY: Oxford University Press; 2017. 翻訳 徳田安春監訳「ホスピタリストが教える病棟教育スキル，カイ書林，2019

■ 24 カルチャーを創るのは自分

1. Gruenert S, Whitaker T. School Culture Rewired: How to Define, Assess, and Transform It. Alexandria, VA: ASCD; 2015.
2. Walter E. Thoughtful Branding: Where the Company Begins and Ends. Forbes. 2013. https://www.forbes.com/sites/ekaterinawalter/2013/09/24/thoughtful-branding-where-the-company-begins-and-ends.
3. Williams Jr. GS. (Informal) Leadership. LinkedIn. 2015. https://www.linkedin.com/pulse/informal-leadership-garr-s-williams-jr-.

■ 25　深遠な単純性を追求しよう

1. Emerson RW, Emerson EW. The Complete Works of Ralph Waldo Emerson: Representative Men [Vol. 4]. Boston and New York: Houghton Mifflin Company; 1903.
2. Schutz W. Profound Simplicity. London, England: Turnstone Books; 1979.

■ 26　仕事とプライベートの線引きを意識する

1. Dahl M. Why Office Friendships Can Feel So Awkward. The New York Times. 2018 May 28.
2. Schawbel D. Dr. Henry Cloud: How to Manage Boundaries in the Workplace. Forbes. 2013. https://www.forbes.com/sites/danschawbel/2013/05/10/dr-henry-cloud-how-to-manage-boundaries-in-the-workplace.
3. Welch J, Welch S. Winning. New York, NY: Harper Business; 2005.
4. Zetlin M. When Trouble at Home Becomes Trouble in the Office. Inc. 2013. https://www.inc.com/minda-zetlin/employee-facing-personal-problems-heres-what-to-do.html.

■ 27　忍耐は美徳である

1. Kouzes JM, Posner BZ. Learning Leadership: The Five Fundamentals of Becoming an Exemplary Leader. Hoboken, NJ: Wiley; 2016.
2. Gordon S. Nursing Against the Odds: How Healthcare Cost Cutting, Media Stereotypes, and Medical Hubris Undermine Nurses and Patient Care. Ithaca, NY: Cornell University Press; 2005.

■ 28　長期アウトカムを意識して交渉する

1. Fisher R, Ury W, Patton B. Getting to Yes: Negotiating Agreement Without Giving In. 2nd ed. New York, NY: Penguin Books; 1991. 200 p.

■ 29　家族を大切にする

1. Saunders EG. What to Do When Personal and Professional Commitments Compete for Your Time. Harv Bus Rev. 2018. https://hbr.org/2018/04/what-to-do-when-when-personal-and-professional-commitments-compete-for-your-time.
2. Weber L, Lublin JS. The Daddy Juggle: Work, Life, Family and Chaos. The Wall Street Journal. 2014 Jun 12.
3. Yoder SK, Yoder IS, Yoder L. Work, Family and the Problem of Balance. The Wall Street Journal. 2010 Jan 17.

■ 30　結局は優しさ，思いやり，そして愛が大事

1. Bennis W, Nanus B. The Strategies for Taking Charge. New York, NY: Harper Row; 1985.
2. Donabedian A. A Founder of Quality Assessment Encounters a Troubled System Firsthand. Interview by Fitzhugh Mullan. Health Affairs. 2001;20(1):137.
3. Williams R. Why We Need Kind and Compassionate Leaders. Financial Post. 2012 Sep 13.

索引

と

に

ね

の

は

ひ

ふ

へ

ほ

ま

め

よ

ら

り

る

ろ

医療者のためのリーダーシップ 30 の極意

2022年 12月1日　第1版第1刷 ©

著　　者 Sanjay Saint
Vineet Chopra

翻　　訳 和足　孝之

発 行 人 尾島　茂

発 行 所 株式会社　カイ書林
〒 330-0033　埼玉県さいたま市見沼区御蔵 1444-1
電話　048-797-8782　FAX　048-797-8942
E メール　generalist@kai-shorin.co.jp
HP アドレス　http://kai-shorin.co.jp

ISBN　978-4-904865-64-4　C3047

定価は裏表紙に表示

印刷製本 小宮山印刷工業株式会社

ジェネラリストのための世界の名著シリーズ
World Generalist Classics

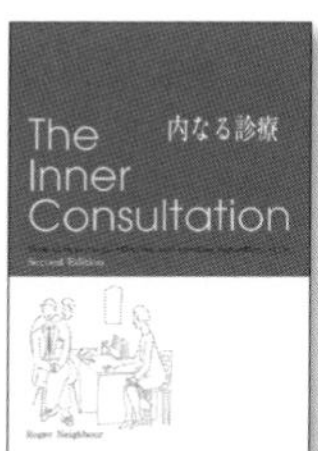

Inner Consultation
内なる診療

監訳：草場 鉄周
2014 年 4 月 25 日　第 1 版第 1 刷
定価：4,000 円（+税）
ISBN 978-4-904865-14-9　C3047

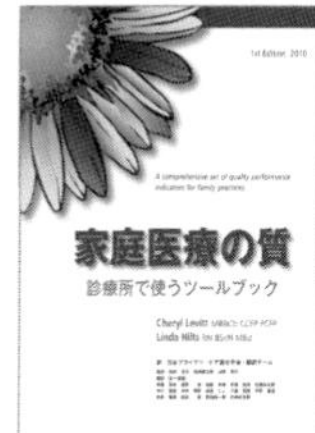

Quality in family practice Book of Tools
家庭医療の質

訳：日本プライマリ・ケア連合学会・翻訳チーム
監訳：松村 真司，福井慶太郎，山田 康介
2015 年 4 月 6 日
定価：4,000 円（+税）
ISBN 978-4-904865-21-7　C3047

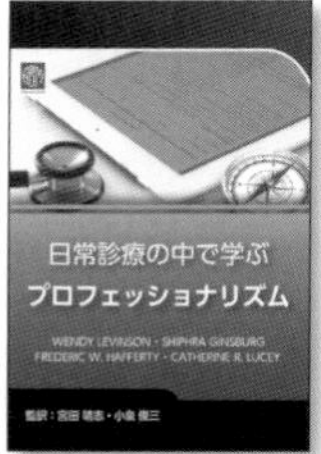

日常診療の中で学ぶ プロフェッショナリズム

W. Levinson et al
編著：宮田 靖志，小泉 俊三
2018 年 06 月 27 日　第 1 版第 1 刷
定価：4,000 円（+税）
ISBN 978-4-904865-36-1　C3047

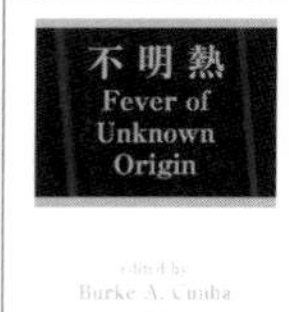

Fever of Unknown Origin
不 明 熱

翻訳：大野 城太郎
2019 年 1 月 30 日　第 1 版第 1 刷
定価：4,000 円（+税）
ISBN 978-4-904865-41-5　C3047

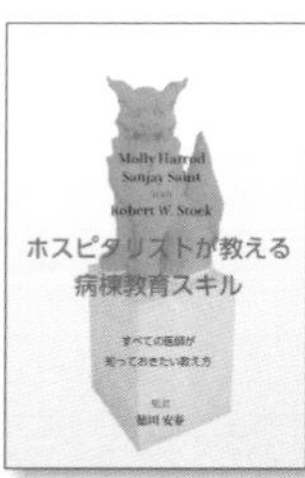

ホスピタリストが教える 病棟教育スキル

監訳：徳田 安春
2019 年 10 月 1 日　第 1 版第 1 刷
定価：3,000 円（+税）
ISBN 978-4-904865-46-0　C3047

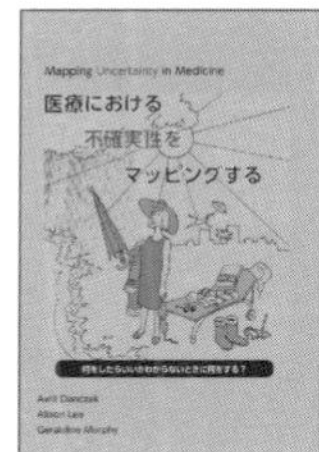

医療における不確実性を マッピングする

監訳：金子 惇，朴 大昊
2021 年 7 月 27 日　第 1 版第 1 刷
定価：4,000 円（+税）
ISBN 978-4-904865-58-3　C3047

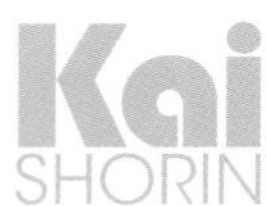

〒 337-0033 埼玉県さいたま市見沼区御蔵 1444-1
電話 048-797-8782　FAX 048-797-8942
e-mail：generalist@kai-shorin.co.jp

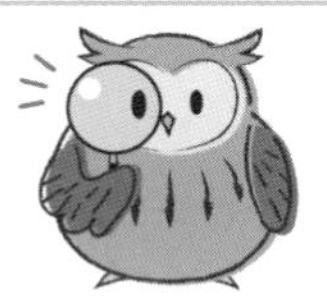